「NO」から始めない生き方
先端医療で働く外科医の発想

加藤友朗

集英社文庫

目次

本文デザイン／高橋健二（テラエンジン）
本文イラストレーション／殿平有子

「NO」から始めない生き方

先端医療で働く外科医の発想

第1章

アウト・オブ・ザ・ボックス

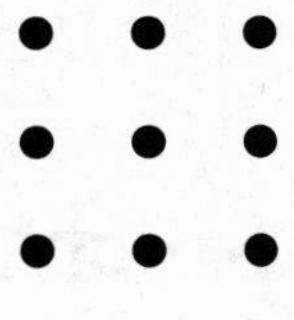

図1

9点問題

皆さんはこんな問題をご存じだろうか。

右の図1を見てほしい。ここに9個の点がある。このすべてを、ペンを紙から離さずに、つまり一筆書きで、4本の直線だけで通過することができるか、というものだ。

たとえば左の図2のように線を引くとしよう、すると真ん中の点が余ってしまう。図3のように引いても通過しきれない。やりだしてみるとこれがなかなか難しいことがわかる。気の短い方は、4本の直線ですべての点を通過するなんて不可能だと思ったのではないだろうか。でも答えはある。しかも、実はとても簡単なのである。次のページに答えを示すが、ページをめくる前にもう少し考えてみてほしい。

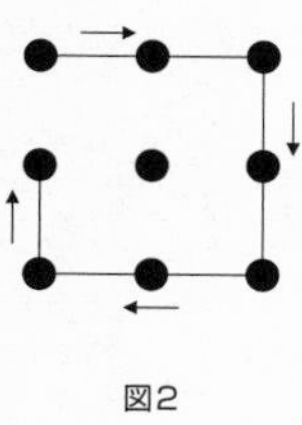
図2

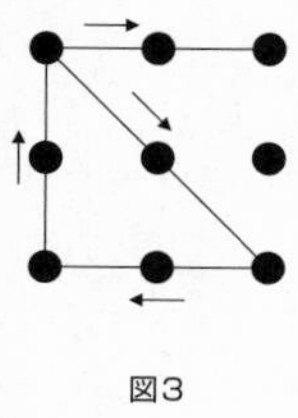
図3

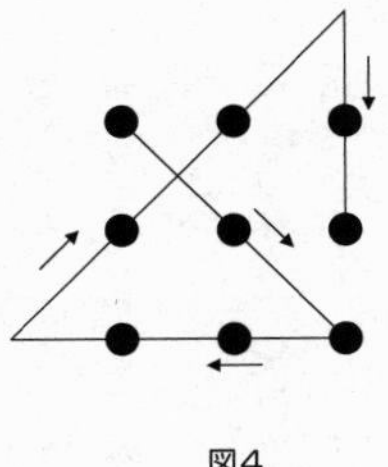

図4

さて右の図4に答えを示そう。

まずは左上から右下に向けて対角線で3点を結ぶ。それから左に直線を引くのだが、ここで工夫が必要になる。左端の点に来たところで直線を止めずに、左に点1個分はみ出すのだ。それから右斜め上に線を引くときにもまた右上にはみ出せば、いとも簡単に9点を通る4本の直線が引けることがわかる。

答えを知れば単純に思えるだろう。「外にはみ出す」というポイントに気づきさえすれば容易に解ける。なのに多くの方が気づかないのはなぜなのか？

それは発想を枠に閉じ込めてしまうからだ。9個の点を前にすると、人はそれらの外縁に正方形を見、知らず知らずにその枠にしばられる。あたかもそれが世界のすべてであるかのように、線を引けるのはこの枠の中だと勝手に決めつけ、そこから出られなくなる。日常生活の中でも、僕たちはしばしばこういう視野狭窄（しやきょうさく）に陥る。より親しみのある領域の中に自分の考えを押し込めてしまう。

そんな枠から意識的にはみ出してみること。これはより豊かな発想をするために、とても大切だと思う。英語でいうThink out of the box.（Think outside the box. ともいう）とは、まさにこのことだ。日本語でいえば「枠をはみ出して考える」となるだろうか。

医師が常識にしばられがちな理由とは

医療の世界でアウト・オブ・ザ・ボックスの考え方をすることは決して簡単ではない。むしろ多くの医師は、これが苦手なのではないだろうか。

ひとつには医学教育の伝統のせいだと思う。医学部の授業でも、その後の医師国家試験でも、医者になるには広い範囲の知識をポイントを絞って確実に覚えることが要求される。質問に対して即座に（ほとんど反射的に）間違いのない答えを出さないといけない。深く考えるよりも、確実な答えを数個ずつでも記憶しておいたほうが有利なのだ。

医師国家試験では、たとえばこんなことを問われる。「中年男性が、食後に突然始まった上腹部の激痛で救急外来に来ている。考えられる疾患は何か」

選択肢の中から正解ひとつを選ぶ方式なので、こういう症状を引き起こす疾患の中でもっともありがちなものを2つでも3つでも覚えていれば、すべてを知らなくてもまずは正解にたどりつける。

もちろんテストに通るだけではよい医者にはなれない。また、こんな試験問題でいい医者が育つのかと、疑問に思う人もいることだろう。でもこのようにもっともよくある事例を覚えておくことには、テストに通るかどうかを超えた意味がある。実際の臨床現場でも、素早く正確な答えを出す能力が要求されるからだ。

特に救急外来の患者さんの場合、事態は急を要することが大半であり、どんな病気が考えられるかをゆっくり調べている時間はない。まずは話を聞いて（これを問診という）、診察（触診、聴診など）をするわけだが、ある程度病名に目星をつけておくことによって答えにたどりつく時間を短縮できる。ありとあらゆる疾患を想定して問診や診察をしていては時間がかかりすぎるのだ。

こうした医学教育のやり方は日本でもアメリカでも基本的には同じだ。この医学教育の伝統ができた背景には、医師は広範囲の知識を確実に知っていることが求められるということがある。知識として覚えなければいけないことの範囲が広がれば広がるほど、それをより確実に記憶するにはひとつひとつのことに対しては数個のポイントとなることを覚えることにとどめるしかなくなる。ある意味では広く浅い知識が医学教育では求められているといえる。

特にアメリカでこうした傾向が強いのは、この国が「医療の標準化」ということを徹底してきたことも関係している。医療の標準化とは、病院や地域を超えて均質な医療を届けられるようにすることだ。そのために、どの研修施設でも共通した標準的なやり方を教えることになる。多少、型にはまってしまうことはあっても、教育の標準化には医療の質を均一に保つという意味がある。

加えてアメリカには、医師がずっと前から医療訴訟の問題にさらされてきた事情もある。

とりあえず間違いのない治療をするには、日々の診療の中で出会うひとつひとつのことを自分なりに考えて、既存の知見を疑ってかかったりするより、まずは誰もが行う一般的なことをきちんと行うほうが確実なのである。

一方で標準治療を行うことを叩き込まれた人間は、なかなか標準治療という枠の外に出られなくなるという問題が生まれる。アメリカの若い医師たちと話をすると、発想の固さやあきらめの早さに驚かされることがある。中には既存の知識にとらわれず柔軟な発想のできる人もいるが、研修を終えた直後の医師ほど既存の知識にとらわれた型にはまった考え方をする傾向が強いようだ。

研修医時代の体験で常識を疑う癖がついた

エビデンス・ベースド・メディスンという言葉がある。エビデンスは証拠と訳されることが多いが、ここでは「きちんと検証・証明された事実」といった意味である。

ある治療法が有効であるというエビデンスは、単に自分の過去の患者でうまくいったというだけでは得られない。その治療法がほかのたくさんの患者にも繰り返し行われ、結果が検証されて初めてエビデンスとなる。このように、臨床治験や臨床研究の中で得られたデータに基づいて標準的な治療方針を決めようとするのがエビデンス・ベースド・メディスンの考え方だ。

アメリカの医学教育や臨床研修で叩き込まれる標準治療は、基本的にこの考え方に基づく。質の高い医療が広く均一に行われるようにする上で、より普遍的なデータに依拠することが重要なのは論をまたない。しかしひとつ注意すべきなのは、こうした考え方は症例が少ない特殊なケースでは役に立たないということだ。なぜなら症例がなければ十分なデータがそろわず、よってエビデンスが確立しえない。

僕は自分の医師としてのキャリアの中で、既存の知識を疑ってみる癖がついた。これは、エビデンス・ベースド・メディスンの考え方に反して自己流のひとりよがりなやり方をしようとしてきたからではない。僕がずっと携わってきた医療には、エビデンスのない未開拓の分野が多かったからである。また、こんな僕のやり方には研修医のときに出会ったある患者さんのケースも大きく影響しているように思う。

「おい加藤。またアッペや。いや多分アッペや。ただ、こいつはちいとひどいことになっとるで。ほれ」。山田先生はそう言って僕にCTスキャンのフィルムを手渡した。

当時、僕は大阪大学の医学部を卒業して2年目で、兵庫県の市民病院で研修医生活を送っていた。そのころ大阪大学の外科の研修は、まず卒業後1年目に大学病院で過ごして基本的な手術後の管理を学び、2年目からの3年間は近隣市内の病院で研修することになっていた。その3年間が基本的な手術を学ぶ期間だった。

外科の研修医がそのころ初めにやることといえば、「アッペ、ヘルニア、ヘモ」と決まっていた。アッペとはアッペンデクトミー（虫垂切除）、いわゆる盲腸の手術のことをいう。ヘルニアはそけいヘルニア。ヘモはヘモロイデクトミー、つまり痔の手術である。研修医が少なかったこともあり、僕は市民病院での研修を始めて間もなく、そこに来る盲腸患者のほぼすべてを担当していた。

そんな初期研修で担当した患者さんの中でも印象深いのが、米山さん（仮名）という30代後半の女性患者だった。米山さんもアッペの患者さんだったが、米山さんのそれはちょっと複雑だった。

彼女が入院してきた日、僕は外科部長の山田先生に呼ばれた。

山田先生から渡されたCTのフィルムには、下腹部に膿のたまりらしいものが写っていた。驚いたのはそれがあまりにも巨大だったことだ。

「なんでこんなになるまでわからなかったんですか」

「ディアベや。ディアベの患者さんには、こんなんなってもわからん人がようけおるんや」

ディアベとは糖尿病のことだ。糖尿病を長く患っていると、痛みの感覚が麻痺(まひ)してしまうことがある。痛くないものだから、膿がたまるだけたまっても気づかない。

「ほれ、ぼけぼけせんとすぐに手術場の手配や。山本先生に前立ちしてもらっておまえがやれ。そろそろ普通のアッペだけじゃ物足りんやろ」

前立ちというのは、手術の第1助手のこと。研修医が執刀する場合、先輩の医師がその前立ちとなって、現場でいろいろ指導してくれるのだ。

山田先生の診断通り、米山さんは虫垂炎（盲腸）の穿孔(せんこう)から起こった腹膜炎だった。おなかを開けて巨大な膿のたまりを吸引すると、虫垂の先端が壊死(えし)し、破裂しているのが見えた。虫垂を切除してから腹部を洗浄し、ドレーン（体内にたまる液を排出する管）を入れて手術を終えた。

しかし、米山さんはそれだけではよくならなかった。というより、かえって状態が悪化した。膿としてたまっていた病原体が血中に入り、敗血症によるショック状態に陥ってしまったのだ。彼女のようなケースでは、手術で組織に触れたのを機に、それまでどうにか保たれていた危ういバランスが一気に崩れることがある。

腹膜炎による敗血症というのは深刻な事態だ。敗血症性のショック状態は長引けば多臓器不全を引き起こし、そうなるとかなりの確率で死に至る。

敗血症の治療で中心的な役割を果たすのは、細菌や真菌（カビ）を殺す抗生物質だ。

ショック状態からくる臓器障害を食い止め、多臓器不全を起こす前にその効果が表れたら、患者は助かる。もちろん米山さんにも抗生物質を投与していた。しかし状態はなかなか改善せず、治療チームには少しずつあきらめムードが漂ってきた。

瀕死(ひんし)の患者を救った抗生物質

そんなある夜、僕は米山さんのカルテを書きながらそれまでの経過を検証していた。

「このままいけば数日中に、多臓器不全を起こしてしまうだろう。そうなってからではだめだ。何とかその前に状態を改善する方法はないか……？」

山田先生や先輩の先生たちの昼間の回診では、再度おなかを開けて腹膜炎の再発や盲腸の縫い目をチェックすることも話し合った。しかし、今の状態ではその必要はない、今できることは抗生物質治療しかないという結論に達した。

そこでもう一度カルテを見返して、ひとつ気づいたことがあった。それはまだ使っていない抗生物質があるということだ。細菌に効く薬はすでに使い尽くしているが、真菌に効く抗真菌薬はフルコナゾールしか使っていなかった。副作用が少ない割によく効くため多用される薬だが、すべての真菌に効くわけではない。

当時、それ以外の抗真菌薬はアンフォテリシンBしかなかった。こちらはフルコナゾールよりもはるかに副作用が多い。フルコナゾールが効かない真菌が生えているという確証なしに使ったら、副作用で逆に状態を悪化させてしまう可能性がある。当時、外科手術の後にアンフォテリシンBを使うことがほとんどなかったのは、それほどリスクの高い薬だからだ。

しかし、文字通りの手詰まり状態に直面していたそのとき、打てる手はそれぐらいしかなかった。僕はアンフォテリシンBを使ってみようと考え、電話で山田先生に相談した。「おまえがそう思うならやってみい」と山田先生は言った。どこかさっぱりした声だった。「どっちみちもう失うものはないやろ……」

アンフォテリシンBの投与で、米山さんの症状は劇的に改善した。その後も長い間ICU（集中治療室）にいたし、人工呼吸器を長期間つなぐために気管切開が必要になったりもしたが、数カ月後には元気に退院していったのである。

外科の研修医は決められた治療方針に従って処置をし、当たり前の手術のやり方を学べばそれでいい。というより、初期の研修医は自分で治療法を考え出すことなど期待されていない。しかし、あのとき既存の考え方に疑問を抱き、自分の頭で打開策を考えたこと、結果として患者さんを救えたことは、「枠をはみ出して考える」「あきらめずに粘る」という医師としての僕の基本姿勢をつくったと思う。この患者さんとの出会い、このときアンフォテリシンBを使わせてくれた先輩の先生方との出会いが、僕の医師としての生き方の基本をつくったのである。

それまでの常識的なやり方ではあきらめることになっていたかもしれない患者さんが、常識とは違った治療法で助かる姿を目の当たりにすると、簡単にあきらめられなくなる。ことあるごとに、既存の枠にとらわれず粘っこく考えるようになる。過去のデータ＝エビデンスのない世界に入っていくとき、この習慣が大きな力になる。

ずっと後になって僕がかかわることになった多内臓移植は、まさにそのエビデンスのない世界だった。つまり標準治療というものが存在しないため、進むべき道を自分の力で切り開いていかなければならない。

後で詳しく説明するが、僕は腹部臓器にいく大きな血管をすべて巻き込んだ腫瘍を、すべての内臓を体外に出して切除するという手術法を、世界で初めて行った。腫瘍がこんなにたくさんの大きな血管を巻き込んでいる場合、普通であれば手術不能とされる。血管を傷つければ大量の出血を避けられないし、それを防ぐために血流を止めれば臓器が壊死してしまうからだ。

「しかし」と僕は考えた。「どこかに突破口があるんじゃないか？」

そして浮かんだのが、腫瘍を内臓ごと体外に出してしまうというアイデアだった。これはまさに、アウト・オブ・ザ・ボックスの発想だと思う。でもこの手術を脳裏に描いたとき、僕の中で特別に大きな飛躍があったわけではない。すべての内臓を移植するということをずっとやってきた僕や僕の先輩、同僚たちにとって、この手術は決して突拍子もないものではなかった。既存の知識のない領域で医療をしてきた僕たちには、枠からはみ出して考える癖がついていたからだ。

既存の知識にとらわれず枠をはみ出すことは、新しい分野を開拓するにはとても大切なことである。しかし必ずしもいつも枠をはみ出すことが有効とは限らない。むしろ、枠をはみ出して考えても何も生まれないことのほうがはるかに多い。

でも僕はアウト・オブ・ザ・ボックス思考が好きである。アウト・オブ・ザ・ボックス思考をする癖がつくと、今まで「絶対にできない」と思っていたことの中にも「できるかもしれない」ことがあることに気づく。そして、そこから何かが生まれたとき、そこに大きな意義がある可能性が高い。さて、皆さんはどう思われるだろうか。

第2章

「NO」から始めないということ

ニューヨークの秋

ニューヨークの秋は美しい。

ご存じのようにニューヨークは大都会である。中心にあるマンハッタン島には、狭い範囲に実にたくさんの高層ビルがひしめきあって立ち並んでいる。

マンハッタンの真ん中を歩いていると空がとても狭く感じられる。ビルとビルの谷間からほんの少ししか空が見えないからだ。また高いビルがここまで隣接して立っていると、その真下からではかなりしっかり見上げてもビルのてっぺんはなかなか見えない。あの有名なエンパイアステートビルでも、ビルの一階を見ただけではそれがエンパイアステートビルだとは気づかずに通りすぎてしまうことがある。真下からではビルの頂部が見えないからだ。マンハッタンにはそこまで高層ビルが密集している。そんなふうにコンクリートと金属からなる人工構造物がひしめくマンハッタンは、世界の金融や経済の中枢である。

そんなわけで、マンハッタンに関して、多少、無機質なイメージを持っている人も多いのではないだろうか。

しかしそれは大きな誤解だ。マンハッタンには大小いくつもの公園があり、至るところに緑がある。中でもマンハッタンのど真ん中にある広大な公園、セントラルパークは、ニューヨーカーの憩いの場である。園内には豊かな木々が繁り、たくさんの丘があり池もある。芝生の広場もあるが、大部分は森のような深い緑に包まれていて、その中にさまざまな趣のある小径がある。外周はなんと10km以上。皇居の周りは約5kmだから、いかに広いかがわかる。セントラルパークは長方形で、皇居はほぼ円形なので面積は単純に4倍とはならないが、少なくとも2倍以上は広い。ちなみにいえばマンハッタンの面積は東京23区の10分の1以下しかない。にもかかわらずこれほど大きな公園があるのだから、人工的で無機質な街などと思っていたら大間違いなのだ。

かつてニューヨークが犯罪の多い危険な街だったころは、セントラルパークも場所によっては昼間でも行かないほうがよいといわれていた。しかし、1990年代半ばから市政を担当したジュリアーニ市長が大胆な施策で治安回復と街の浄化を図ってから、マンハッタンは変わった。セントラルパークも大改修が施されてすっかりきれいになり、危険な場所はほぼ完全になくなった。

セントラルパークの木々はほとんどが落葉広葉樹だ。秋になってその葉が豊かに色づくさまは、見事というほかない。そんな風景を楽しみながらこの公園を散歩すると、こんなすばらしい場所が街の中心にあるニューヨークの贅沢さを、しみじみと感じる。

セントラルパークだけではない。マンハッタンではあちこちの大小さまざまな公園のひとつひとつにも木々があり、秋には紅葉を楽しませてくれる。赤や黄色に色づいた葉がレンガ色の街並みに映えるさまはとてもすばらしい。

春も夏も冬も、一年を通じて趣のある街だと思うが、秋のニューヨークが一番という人は多い。おそらくそれは、ニューヨークの秋がとても短いせいもあるのではないだろうか。枯葉がいっせいに散り始めたと思う間もなく、寒い寒い冬がやってくる。そんな秋の儚(はかな)さが、この街のこの季節をより魅力的にしているのだろう。

映画に出てくる外科医は現実とは違う

最近久しぶりに『オータム・イン・ニューヨーク』という映画を見た。見たといっても飛行機の中で、である。僕はニューヨークに来る前にはフロリダ州のマイアミに住んでいた。初めてこの映画を見たのが、日本にいたときだったかマイアミにいたときだったかは覚えていないが、やはり機内だった気がする。

皆さんはこの映画をご存じだろうか。ニューヨークに住む者としてあらためて見ると、映画の中のニューヨークの秋の美しさだけでなく、ちょっとしたシーンに出てくる陽(ひ)だまりの暖かさや風の冷たさなどを実感できて、以前見たときとは、だいぶ違った味わいがあることに気づかされる。

この映画はリチャード・ギア演じる中年独身貴族と若い女性の恋の物語である。若い女性を演じるのはウィノナ・ライダー。今回見返してみて、登場人物のひとりに外科医がいることをまったく忘れていたのに気がついた。正直いってストーリーは月並みでいまいちの感のある映画だが、今回見直すと、外科医の登場する部分がまったく違った視点から見えたのだ。それというのも話の題材に、僕の今の日常と重なる部分があったからだ。

ウィノナ・ライダー演じる女性は駆け出しの帽子のデザイナーで、手術不能の腫瘍に侵されている。一方、リチャード・ギアが演じるのは彼女よりずっと年上のリッチなプレイボーイ。ふたりは年の差や考え方の違いを乗り越えて、しだいに恋に落ちていく。そしてあるとき、彼女は自分の病のことを彼に打ち明けるのである。

彼女はその時点で、すでに手術をあきらめている。危険度が高すぎると医師に止められたからだが、男はそれを承知で手術を引き受ける外科医を探す。何人にも断られた末、ついにある医師を見つけ出した男は、彼女に内緒でその外科医に会いに行く。手術をやってくれるかという問いに対する外科医の答えは、彼女に症状が出たらすぐ連れてくるようにというものだった。危険な手術ではあるが、本人が望むならやってみるというのだ。

このあたりは映画ならではの展開であって、現実にはこうはいかない。本人の同意なしに病歴データを手に入れることはできないし、病歴データなしに他人が勝手に医師と話をしに行けるはずもない。

しかし、このストーリー展開があらためて気になったのは、これと似たプロセスを経て僕のところにやって来る患者さんが今たくさんいるからだ。ほかの外科医ならやらない手術を、僕が引き受けるという評判が広がっているからだ。

ほかで断られた患者が僕のところに集まるようになった最初のきっかけは、ある70歳代の女性の手術だった。

ほかの病院の診断に逆らって手術決行

当時マイアミにいた僕に、先輩の外科医から連絡があった。

「ケイトー(アメリカ人は『加藤』をこう発音する)。ちょっと見てほしいCT画像があるんだ。後で僕のオフィスに来てくれないか」

彼が見せてくれたCT画像には膵臓(すいぞう)の腫瘍が写っていた。位置は膵臓の真ん中ぐらいのところ、大きさは4～5㎝だったと思う。

「組織診断はニューロエンドクリン(神経内分泌)腫瘍だ」。その外科医は言った。一般に膵臓がんの予後（病状の経過、あるいは回復の見込み）はとても悪く、腫瘍が大きいと切除しても再発の可能性が非常に高い。それに対して神経内分泌腫瘍の場合、ある程度大きな腫瘍でも切除できれば長生きすることも十分可能だ。

「ほかの病院で開腹手術を受けたんだが、腫瘍が上腸間膜動脈（じょうちょうかんまくどうみゃく）を巻き込んでいるので切除は不能と言われたそうだ。君はどう思う？」

　上腸間膜動脈というのは腹部の大動脈から出る大きな血管の枝のひとつで、小腸全体と大腸の右半分のほか膵臓にも血液を送っている。したがってこの血管を巻き込んだ腫瘍を取り除く際には、小腸にいく血流をいったん遮断することになる。すぐにつなぎ直すことができればいいが、血管の巻き込み方が複雑でそれが難しい場合、小腸に障害を生じることになる。そのため手術不能と判断されるのだ。

　そうしたケースでも後述する体外切除のテクニックを使えば切除は可能だが、70歳を超える高齢者に行う手術ではない。問題はやはり、腫瘍がどこまで上腸間膜動脈を巻き込んでいるかということだ。僕はCT画像をよくよく眺めてみた。確かに腫瘍は上腸間膜動脈のすぐ横にあったが、僕には動脈を巻き込んでいるようには見えなかった。また仮に巻き込んでいたとしても、十分切り離してつなぎ直すことができる程度だ。僕には手術は十分に可能に思えた。

　しかし、手術不能と判断した「ほかの病院」は、全米で一、二を争う有名な「がんセンター」だった。僕は言った。

「それだけ有名な病院で手術不能と言われたのですから、絶対とはいえませんが、画像を見る限り、僕には切除不能とは思えません。患者さんを紹介してもらえますか？」

当時、僕はそれほどたくさん膵臓がんの手術をしていたわけではないが、多内臓移植や小腸移植は数多くこなしていた。移植の手術では病気の臓器を取り出して、代わりにドナー（臓器提供者）の健康な臓器を入れる。臓器を取り出すときには血管を切り離し、ドナーの臓器を植えるときには血管をつなぎ直す。そんな手術を日常的にやっているため、移植外科医は血管の切り離し・つなぎ直しの手技に熟練する。特に僕の場合、同じ移植手術でも小腸移植や多内臓移植の経験が多いため、膵臓周辺の血管の構造を熟知していた。そんなわけで多少血管を巻き込んでいると思われる腫瘍に対しても思い切った手術ができるのだ。

ただ当時の僕は、今のように「切除不能とされた腫瘍でも取る外科医」として知られていたわけではない。有名ながんセンターの医師がおなかを開いて下した判断に逆らうのは、けっこうな勇気がいる。患者さんも決して若くはなく、その分手術のリスクは高い。本人はもちろん、家族の気持ちも気になるところだ。突然現れたあまり知られていない医師に、命を委ね(ゆだ)ることへの抵抗感はないだろうか。

また、開腹してみたらやはり切除不能だということだってありえる。前の病院の外科医が切除不能と判断したのには、ＣＴスキャンではわからない何かしらの原因があった可能性だってあるのだ。

　そんなことをいろいろと考えても、僕にはどうしても切除不能とは思えなかった。僕は患者さんに会い、そうしたありのままの気持ちを伝えた上で再手術をすすめた。

「前の医師ができないと言ったことを、なぜあなたはできるのか」と患者さんは聞いてきた。僕は移植外科医は血管を扱う手術に慣れていること、また多内臓の移植や小腸の移植をしているのでそのあたりの細かい血管周りの構造をよくわかっていることを話した。患者さんは喜んで手術に同意してくれた。

「ＮＯ」から始めないことが新たな道を開く

　手術はあっけなく終わった。腫瘍は簡単に血管からはがれ、膵臓の体部と尾部（尾側３分の２）を取っただけですんだ。こうなると不思議なのが、有名ながんセンターの診断だ。もしかすると腫瘍の状態が、彼らが開腹したときとは変わったのかもしれない。腫瘍周囲の組織の炎症ががんの浸潤（がん細胞が増殖して拡がること）のように見えていたのが、炎症が引いてそうは見えなくなったという可能性もないではない。

　でもおそらく違うと、僕は思う。これは前の医師の見立て違いなのだ。それでも有名な施設がひとたび下した診断はやはり重い。患者はもちろん、専門家でも疑ってかかる人はほとんどいないだろう。たまたまこの患者が僕の先輩の外科医を訪ねて、彼が僕に紹介してきたからこういうことになったが、腫瘍内科の先生が見ていただけでは、切除不能というレッテルを覆すことは容易ではなかったはずだ。

手術後、その先輩の外科医が、もともと患者を診ていた腫瘍内科の先生に経過を報告した。そしてそれを機に、僕の外科医としての人生に新しい幅が生まれ、それが急速に広がっていくことになる。その腫瘍内科の先生が、ほかの施設で切除不能と言われた患者を次々と僕のところに紹介してくるようになったからだ（これでもかというぐらいに……）。

第1章に書いた「アウト・オブ・ザ・ボックス」思考の癖がつくと、最初からだめと決めつけることに抵抗を感じるようになる。この患者の場合、ＣＴ画像上で切除できるかのように見えても、切除不能と言ったのは実際に手術をした医師だ。しかも患者は比較的高齢で手術の危険も高い。無理してすることもない。そう思えば、患者を診る前に断ってもぜんぜんおかしくない。そのとき僕が「ＮＯ」と言ってもそれをとがめだてする人はいなかっただろう。でもなぜかそのとき患者に会ってみたいと思った。手術をしてみたいと思った。これも何かのめぐり合わせなのだろうか。

こんなふうに「ＮＯ」から始めないと決めて、既存の診断を疑ってもう一度すべてを洗いなおしてみると、実はできないといわれていたことでもできることがけっこうたくさんある。それにいったん気づいてしまうともう「ＮＯ」からは始められなくなるのだ。「ＮＯ」から始めないやり方はかなり仕事量を増やす。それまでの経過を一から見直すのは手間のかかる作業だからである。

医師の仕事は真剣な人と人との付き合いである。自分の病気や自分の家族の病気に際し、人は真剣になる。そんな真剣な気持ちには真剣に向き合わなければいけない。それが、医療従事者に課せられた使命である。

「ＮＯ」から始めないことで多少時間がかかったとしても、もしそこから得られることが、先ほどの患者さんの例のように、その人の命にかかわることになるかもしれないと思えば、やはり時間を費やすべきなのではないか。僕はそう思う。

第3章

ユダヤ人のおばあちゃんのバーミツバ

手術不能と診断されたがん

腫瘍が切除不能とされる理由は、一般に2つある。腫瘍があちこちに転移していて手術をしても意味がないという場合と、技術的に難しいと判断された場合である。がんなどの悪性腫瘍の場合、血液やリンパを介して腫瘍が転移したり、おなかの中に撒き散らされるような形で腫瘍が拡がったりすることがある。

転移があったからといって、必ずしも外科手術の対象にならないわけではない。腫瘍によっては転移病巣を切り取る手術によって予後が改善する、ないしは根治する可能性もあると考えられているものもある。大腸がんの肝臓への転移などがその例で、最近では肝臓に転移があってもできるだけ切除したほうがよいと考える傾向にある。

ただしそれはちょっと特殊なケースだ。いったんCTスキャンなどの検査でわかるはっきりとした転移病巣が見つかったときは、そのほかにも目に見えない顕微鏡レベルの病巣がたくさんあちこちに散らばっていると考えてよい。

そんな場合は目に見える転移病巣だけを切除しても意味がない。切除してもすぐにほかに散らばっていた小さな病巣が大きくなって再発してしまうためだ。そんな場合は抗がん剤などで全身にいき届くような治療をする必要がある。この場合も手術をして切除したただけでは意味がないということで「切除不能」といわれる。これがひとつめの理由である。

切除不能のもうひとつの理由は技術的な問題である。腫瘍が大切な臓器に血液を送る血管を巻き込んでいる場合などは、手術に大きな危険を伴う。普通に手術したのでは腫瘍が巻き込んだ血管を取り除かなければいけないため、その血管が血液を送る臓器が障害を起こしてしまうからだ。

ただし、この場合と前者の場合は関係があり、血管を巻き込むような悪性腫瘍は転移によって拡がっていることがよくある。必ずしも技術的な理由だけでなく、両方の理由が絡み合っているケースも多いのだ。

一方で、良性腫瘍や悪性度のあまり高くない悪性腫瘍が、後者の技術的理由で切除不能になっている場合、もし手術で取れるのであれば患者さんの予後は劇的に改善する可能性がある。

無謀な大手術は孫の晴れの日に立ち会うため

第2章の患者の手術後、その主治医だった腫瘍内科の先生がいろいろな患者を僕に紹介するようになった。そんな患者の中にこれまた70歳過ぎのユダヤ人のおばあちゃんがいた。このおばあちゃんもやはりほかの病院で手術を断られて僕のところに来たのだが、彼女の場合はちょっと違った理由だった。

　おばあちゃんはそれまでに、実にたくさんの手術を受けていた。主にがんの手術で、腹部の手術を含めてなんと10回近くの手術歴があった。何かしらの原因でがんができやすい体質になっていたのだと思う。それだけ手術を受けても、おばあちゃんはなお元気だった。昔は学校の先生だったそうだが、老後に趣味で始めた油絵がプロ並みの腕前になり、個展を開いて作品を売ったりもしていた。彼女のお得意は彩り豊かな花の絵である。

　そんなおばあちゃんが、またがんになった。今度は膵臓がんだ。十分切除できる大きさだったが、「膵頭十二指腸切除（すいとうじゅうにしちょうせつじょ）」という身体（からだ）に大きな負担がかかる手術が必要だった。以前に何回かおばあちゃんの手術をしたがんセンターの外科医は、もうこれ以上の手術は無理だと言って手術を断った。つまりこのおばあちゃんの場合、「切除不能」というよりは、もうこれ以上の手術はできないという意味で「手術不能」と考えられたわけだった。それでもおばあちゃんはあきらめなかった。

　膵頭十二指腸切除（図5）は膵臓がんのもっとも一般的な手術である。膵臓は十二指腸につながっていて十二指腸側から頭部、体部、尾部に分けられる。膵臓がんは頭部にできることが多い。膵臓の頭部は十二指腸につながっているが、この部位は身体の消化

図5　膵頭十二指腸切除

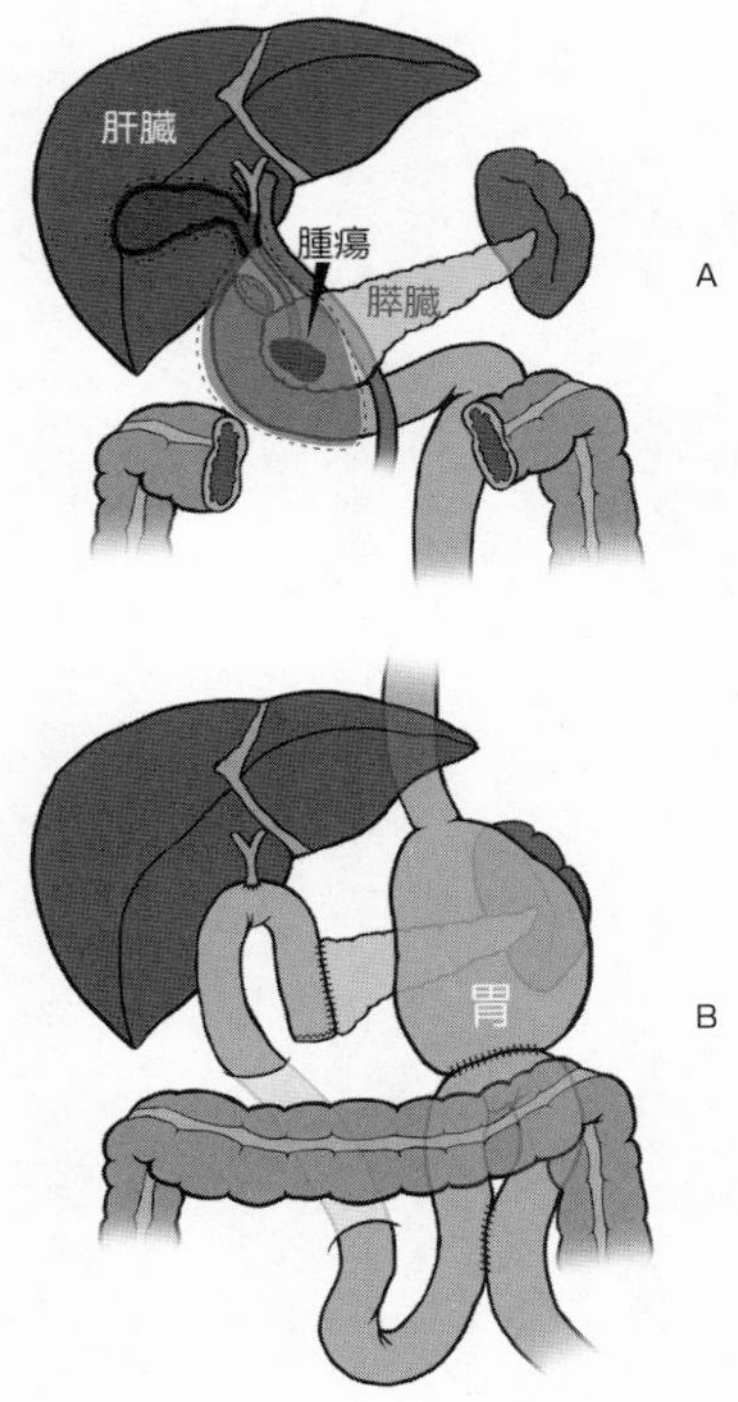

A：膵管、胆管を通り、胃と小腸の間にある膵臓の頭部と十二指腸は消化吸収の機能が集中する。その部位にできた腫瘍
B：腫瘍を切除し、膵管、胆管、胃、小腸をつなぎ直す

管の中でもっともたくさんの消化吸収の機能が集中している場所だ。膵臓の頭部には膵臓でつくられる膵液を十二指腸に分泌する膵管が通り、肝臓から胆汁を十二指腸に排泄(はいせつ)する胆管も通過する。もちろん十二指腸には胃から食べ物が流れてくる。

この部分にできるがんの手術、つまり膵頭十二指腸切除はかなり複雑なものになる。膵臓の頭部を切除すると同時に十二指腸も切除するのだが、その際、膵管、胆管、胃、小腸のすべてに切り込むことになる。そしてそれらをまたつなぎ直さなければいけないのである。

70歳を過ぎた患者さんでも受けることの多い手術ではあるが、その後の回復は容易ではない。何度も手術をした高齢者が受ける手術としてはかなりきつい。がんセンターの医師が手術を断ったのも無理もないことだった。

初めて会った日、おばあちゃんは長年連れ添ったおじいちゃんと一緒だった。そこまで頑張って手術を受けたいという人は、年を取っていても若々しく見えることが多い。ある程度体力に余裕がなければ手術に耐えられないからだ。しかし、そのおばあちゃんは、決して若々しいという外見ではなかった。それでも、頭はしっかりしていた。おばあちゃんは、それまで自分が受けた手術や治療に関してきちんとまとめたファイルを持っていた。また、僕に聞きたい質問事項も箇条書きにしてきていた。

おじいちゃんはといえば、おばあちゃんがいかに元気であるかを力説した。セミプロの画家として活躍しているといった話は、このとき彼の口から聞いたのである。

今までに何度も手術を受けたのに、また大きな手術が必要ながんができる。70歳を過ぎてそんな目にあえば、普通の人ならガックリくると思う。おじいちゃんにしたって、これ以上手術を受けさせることにどこかで戸惑いを感じないはずはない。しかしふたりは僕に手術を引き受けさせるべく、とにかく頑張るのだった。

おばあちゃんがあきらめなかったのにはわけがあった。このおばあちゃんには何人もの孫がいたが、初孫である一番年上の男の子は当時12歳だった。ユダヤ教では男の子が13歳になるとバーミツバというお祝いをする。ユダヤ教で成人の仲間入りをする儀式である。バーミツバはユダヤ教では一生に一度の大切なお祝いである。結婚式のように親戚や子どもの友だちをたくさん集めて盛大なパーティーを開くのが慣わし（なら）だ。おじいちゃんとおばあちゃんは初孫のバーミツバまで必ず生きていると約束したというのだ。

「あと1年なんです。でもがんを放ったままじゃ、そんなに生きられないでしょう？」

奮闘12時間。おばあちゃんの望みがかなった

ふたりに押し切られる形で、僕は手術を引き受けることにした。確かに何度も手術を

受けたおなかに、またメスを入れるのは難しい。でも、僕が専門にしている多内臓移植を受ける患者さんには何度も手術を受けている人が多く、おばあちゃんのようなおなかの扱いには慣れていた。丁寧にやれば何とかいけるのではないかと思ったのだ。

しかし、そのままスンナリとはいかなかった。手術を引き受けると決めると、すぐにある医師から電話がかかってきた。おばあちゃんの親戚だという彼女は半分けんか腰だった。

「手術するってあなたいったいどういうつもり？　あの人は、若いころから何度もがんになって、そのたびに手術を受けてきたの。身体はもうかなり弱っているわ。なのに膵頭十二指腸切除ですって？　今さらそんな大手術をしてどんな意味があるっていうの……」

まるで怒鳴り込むような調子だ。僕は正直、どう答えていいか迷った。彼女の言うことは至極もっともで、僕自身も本音をいえば同じ考えだったからである。

しかし、患者本人が危険性も十分わかった上で希望、いや熱望している。僕自身も無謀を承知しながら、おばあちゃんの望み通りにバーミツバに出られるようにできる自信はあった。ならばたとえ少々常識外れでも、手術していいのではないかと思っていた。

ともあれ、僕にはおばあちゃんの身内である彼女を納得させる義務がある。努めて冷静な口調で次のように説明した。

「僕自身、この期に及んで大手術をすることにはあまり意味がないと思っています。ただ、今後腫瘍が大きくなると消化管の閉塞が起こる可能性があり、そうなれば食べたいものも食べられなくなってしまうでしょう。しかし今のうちに消化管のバイパス手術をしておけば、がんが進行してからも今まで通りに食事ができる。簡単に手術ができない場合はバイパス手術をします。そうすれば、残された日々を少しでも快適に過ごせるでしょう」

膵臓がんが進行すると、十二指腸に閉塞が生じることがある。あらかじめ胃と腸をつなぐバイパス手術をしておけば、仮にそうなっても食物の流れが滞るのを防ぎ、消化吸収機能を維持できるわけだ。バイパス手術ならよいと思ったのだろうか、彼女は僕の説明に納得したようだった。

おばあちゃんの手術は12時間に及んだ。しかしそれでも丁寧に癒着を剥離していったので、出血はほとんどなく、最後まで輸血の必要はなかった。おばあちゃんの希望通りがんを取りきることに成功した。手術が終わって説明に行くと、おじいちゃんと息子は文字通り小躍りして喜んだ。彼らはどうも、結局はバイパス手術になるに違いないと思っていたようだった。

おばあちゃんから届いたプレゼント

手術が長時間に及んでも出血が最小限ですむと、その後の回復は早い。おばあちゃんの回復は見事だった。手術2日後には立って病棟を歩いていた。その後、一時的に食べ物の通過障害が起きたが、あとは順調に回復した。

手術から1カ月ほどたったころ、おばあちゃんから小包が届いた。何かと思えば、ちゃんと額装されたおばあちゃんお得意の花の油絵だった。入院中から「何色が好きなの」「おうちの壁は何色?」などと質問された理由が、ようやくわかった。元気になったら僕のために絵を描こうと、アイデアをふくらませていたのだ。

おばあちゃんは無事に孫のバーミツバを迎えることができた。僕も招待されたが、残念ながら直前に急患が入って行けなかった。そのころ僕はマイアミに住んでいて、おばあちゃんの一家はニューヨークのロングアイランドに住んでいた。飛行機でも3時間ほどかかる距離だから、たえず時間に追い回されている僕が私用で出向くのはなかなか難しかったのだ。ともあれ、間もなく出張でニューヨークに行ったとき、再会することができた。おばあちゃん一家と楽しく食卓を囲んだあのひとときは、大切な思い出だ。

しかし、おばあちゃんの健康は長続きしなかった。おばあちゃんがまたしても病に倒れたのは、その直後だった。今度は太ももに肉腫ができた。そして彼女はなんと、また手術に挑んだのである。ニューヨークの病院で受けた手術はそれなりに乗り切ったようだったが、さすがに精根尽き果てたのだろうか、手術後1カ月ほどで息を引き取った。

僕のオフィスには、おばあちゃんが描いてくれた花の絵と彼女の写真が飾ってある。見るたびにちょっと元気になる。なつかしい思い出である。

第4章

ブルークとの
出会い

ブルークの腫瘍

「とても危険な手術になります。でもきっとできると思いますよ（Very dangerous. But I think we can do it.）」

ブルークが持参したCTスキャンの画像をしばらく眺めてから、僕はそう言った。本当のことをいうと、このときなんと言ったのか僕は覚えていない。しかし患者さんであるブルークはとてもよく覚えていて、僕がすごく長い時間（おそらく彼女にはそう感じられたのだと思う）その画像を眺め回した末、そう言ったというのである。

ユダヤ人のおばあちゃんの手術を終えてからというもの、例の腫瘍内科の医師はさらに難手術が必要な患者さんを続々と僕のところに寄越すようになった。おばあちゃんが孫のバーミツバに参加できたと知ってホッとしたころ、彼が僕に紹介してきたのは、とびきりの「難問」だった。63歳のアメリカ人女性、ブルークのケースだ。

彼女の病気は平滑筋肉腫というものだった。このタイプの腫瘍はとにかく大きくなるし、いったん転移すれば根治は不可能だが、初期のうちにすべてを取りきれば十分に完治が期待できる。しかし、ブルークの場合、とにかく腫瘍ができた場所が悪かった。腫瘍自体は７㎝ほどとさほど大きくないが、大動脈から腹部の内臓に血液を送る大きな血

図6　腫瘍の位置と血管　（　）内は血流を送る臓器

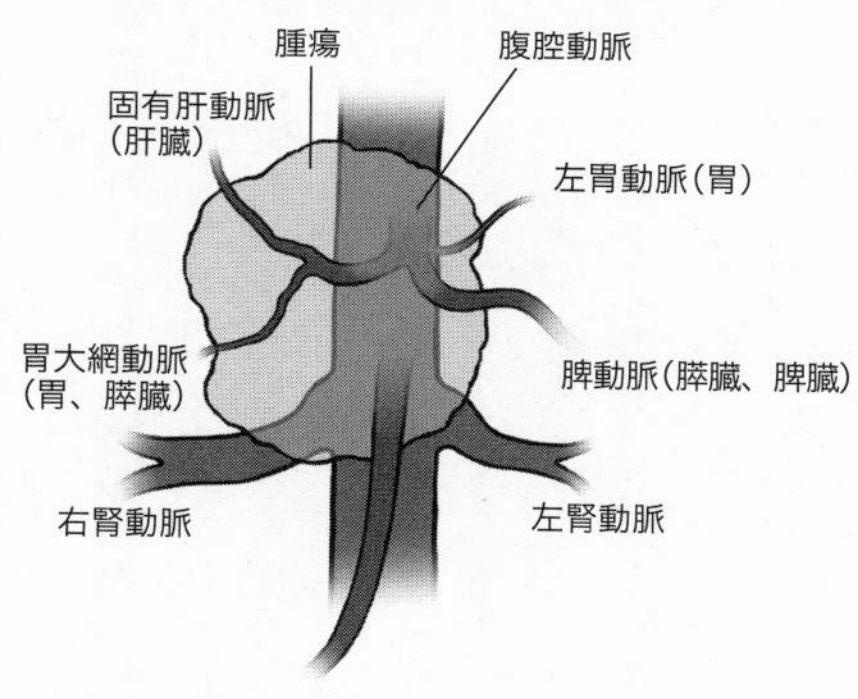

管を巻き込んでいた。さらにやっかいなことに、腫瘍の位置は大動脈の真上、ほとんど背中に近いくらい深いところにあったのである（図6）。

もう少し詳しく説明しよう。大動脈からは腹腔動脈（ふくくうどうみゃく）、上腸間膜動脈という2つの大きな血管が出ている。そしてそれらは胃、膵臓、脾臓（ひぞう）、肝臓、小腸、大腸の半分に血液を送っている。ブルークの腫瘍はこの2本の血管の根元に巻きついていたのだ。

したがってこれを切除するには、まずそれらの内臓に向かう血流を止めなければならない。その上で内臓と血管をかきわけた身体の奥で腫瘍を切除し、さらに動脈を再建する必要がある。そんなことは到底無理だし、たとえできたとしても血流が遮断されている間に臓器が障害を受け、機能不全に陥ってしまう可能性が高い。

動脈にからみついた腫瘍をどう切除するか

そんなわけでブルークの腫瘍は切除不能と診断されていた。彼女は有名ながんセンターで化学療法を受け、それで腫瘍は少し小さくなったが、血管を巻き込んでいることに変わりはない。依然、切除不能のままだった。ブルークが僕に会いに来たのはそんなときだ。

ＣＴの画像を見ながら僕が考えていたのは、ちょっと変わった手術法だった。ある意味で奇想天外なその方法は、体外切除というもの。文字通り、身体の外で腫瘍を切除するということだ。画像を見れば見るほど、それしか方法はなかった。

血流が途絶えた結果、臓器に障害が起きるかどうかは、血流の遮断がどれくらい続くかで決まる。それが10分から20分くらいであれば、ほとんど問題はない。しかしブルークの腫瘍は大動脈の真上にあるため、そこに到達するにはたくさんの血管と内臓をかきわける必要がある。10分や20分で切除するなど不可能であり、しかも手元を誤ると大出血を引き起こす可能性がある。

つまり、このケースの難しさは、身体の奥深くにある腫瘍をそのままの位置で取り除くことにある。ならば腫瘍を内臓ごと身体の外に出してしまえばいい。切除が終わったところでまた元に戻せばいいじゃないかと、僕は考えた。

しかし、その場合も血管を遮断し血流が止まってしまうことに変わりはないだろうと、お思いになる方もいるかもしれない。いかにもその通りだが、実は血管を遮断しながら臓器の壊死を防ぐ方法はある。それは臓器移植の手法だ。

僕はそれまでに何度も多内臓移植を行っていた。多内臓移植はその名の通り、一度にいくつもの内臓を移植する手術だ。一般に胃・肝臓・膵臓・小腸が同時に移植され、さらに大腸や脾臓が含まれることもある。そこで使われる臓器はドナーから取り出された後、氷漬けにし、あわせて血液の代わりに特殊な保存液を還流させる。こうすると臓器はかなりの時間、壊死しない。心臓のように保存可能時間がやや短い臓器もあるが、多くは15時間ぐらい血流なしで持ちこたえるのである。

多内臓移植に用いられるこの手法を、ブルークの手術にも使ったらどうかと、僕は考えたのだ。彼女の腹部内臓すべてを腫瘍とともに体外に取り出し、臓器移植で使う保存液に漬ける。次いで腫瘍のみ切除してから、それらの臓器と血管をつなぎ直し、また身体に戻す。最後にこれも多内臓移植でするのと同じように、血流を再開するのだ。

突飛なやり方に思えるかもしれないが、体外切除自体は僕の独創ではない。肝臓の腫瘍が血管を巻き込んでいるようなときに、肝臓を腫瘍とともに体外に取り出し、腫瘍を切除してから肝臓を元に戻すという手術は、今までに何回も行われてきた。僕自身、そのような手術の経験は何例もある。

でも、一時的にせよ、すべての内臓を体外に出すという手術は前例がない。いくら多内臓移植の経験があるからといっても、同じ方法での体外切除手術が必ずうまくいくという保証はない。

僕はブルークに「この手術は前例のないものです」と言った。

「それでもすべての内臓を同時に体外に出すのは、しばしば行っている多内臓移植の手法と同じです。それに肝臓だけ、小腸だけといった単独の臓器の体外切除は、今までにも行われています。つまり個々の手技はみな何度もやってきたことなのです」

しかし、それらを同時にするのは初めてだから、前例がない手術であることに変わりはないこと、今の時点では予測のできない危険があるかもしれないことを、僕は彼女にじっくり説明した。

たとえひとつひとつの手技はそれまでに何度もこなしていても、前例のない手術をするというのは難しい。初めて南極点に行く、初めて月に行くといったこととある意味で類似性があるかもしれない。つまり、人類が初めて南極に到達する以前から、雪や氷の中を旅すること自体は何度も行われていた。つまり、南極に行くからといって、何か新しい技術が必要だったわけではない。それでも初めてのことだから何が起こるかわからない。実際にやってみなければわからない危険があるのである。

無理もないことだが、ブルークは迷った。そしてなかなか決断できなかったのだ。同時に診断を仰いでいたほかの医師のアドバイスとの狭間で、ブルークの気持ちは揺れ動いた。当然である。

ブルークの葛藤

診察の翌日に届いたメールは、一見吹っ切れたかのような文面だった。

「昨日は診察していただいてありがとう。手術を考えようというポジティブな意見、とてもとてもうれしかったです。私は今×××に来ています（それは彼女が以前から通っていた有名ながんセンターのある街だった）。明日はCT検査をしてから外科のG先生の診察を受ける予定です。G先生のすすめで放射線科の先生とも会うことになっています。とりあえず会って話を聞くつもりですが、放射線治療は断るつもりです。来週には腫瘍内科の私の主治医、S先生と会って、加藤先生に手術をしてもらうことを話すつもりです。昨日は本当にありがとう」

しかし、ブルークは結局S先生の意見を聞いて、気持ちを変えることになる。

彼は今の時点で手術を考えるより、もう少し化学療法を続けたほうがよいと言い、彼女はそうすることに決めた。

僕がやろうとしているのは、前例のない手術である。患者さんが納得しないまま行うわけにはいかない。僕は待つことにした。

しばらくしてブルークからまた、手術を受けたいという連絡がきた。化学療法を施しても腫瘍が血管を巻き込んでいる状態に変化はなかった。もうすぐがんセンターの主治医のS先生と話し合うことになっているが、その時点で外科の先生が手術を拒むのは確実だから、そうなったらなるべく早く僕に手術をしてもらいたい。そういう内容だった。

僕は手術の準備にとりかかり、さしあたって術前検査の日程を決めて、ブルークからの連絡を待った。そんなある日ブルークから突然のメールが届いた。

「がんセンターで3人の先生から意見を聞きましたが、みな放射線治療を受けるべきだと言います。申し訳ありませんが、彼らの意見にしたがうことにしました。とても難しい決断でした。先生のことは今でも心から信頼しています。でも、来週の術前検査はキャンセルさせてください……」

放射線治療は確かに、検討すべき選択肢だ。うまくいけば腫瘍が小さくなって、血管から自然にはがれる可能性もないではない。しかし無視できないのは、放射線にさらされることで血管がもろくなり、周囲の組織が炎症で硬くなるという問題だ。そうなれば手術による切除はさらに困難になる。

僕はすぐにブルークに電話をかけ、話をした。

「仮に放射線治療で状態が改善しても、結局は切除が必要になります。そして放射線治療で血管がもろくなれば、手術の難易度が増すのです。そうなった後では手術をお引き受けできるかどうかもわからなくなります」

だから今、手術をしたほうがよいと、僕は言ったが、ブルークの気持ちは変わらなかった。

本人がよくわかった上でそう決めたのだから、僕がそれ以上、口を出すことはできない。おそらくもうブルークと会うことはないだろうなと、僕はこのとき思った。

またブルークからのメールがきたのは、それから3カ月後のことだ。

メールは「今はあなたの慈悲にすがるしかありません」という一文で始まっていた。続けて、放射線治療はまったく効果がなかったこと、手術をすることを何とかもう一度考えてほしいということが、綴(つづ)られていた。

今度は僕が迷う番だ。放射線治療の後で、前例のない手術をすることができるのか、もう一度検討する必要がある。とりあえずブルークを診察することにし、そこで僕たちは長い時間をかけて話し合った。

「この手術以外にもう方法がないんですよね。なのに放射線治療を選んでしまった。私はなんて馬鹿だったのでしょう」

うなだれるブルークに、僕は確認した。

「何もしないで死を受け入れるという選択肢もあります。手術をしなくても、おそらく半年ぐらいは予後があると思う。手術がうまくいかなかった場合、逆に死期を早めてしまう可能性もあることを忘れないでください」

この時点で僕は、手術を引き受けることに決めていた。そして、彼女にももう迷いはなかった。

奮闘15時間。腫瘍の体外切除に成功

手術は15時間に及んだ。手術の前半はとにかく細かく丁寧な剝離作業だ。手術が本当にできるのかどうかを確認する前に、血管や臓器を傷つけてしまうと取り返しのつかないことになる。僕は少しずつ丁寧に周りの組織を剝離して腫瘍の位置を確認した。腫瘍は大動脈にからみついている。腫瘍とともに腹部の臓器をすべて取り出すには大動脈だけでなく大静脈も一時的に切り取る必要があった（60ページ図7）。また腫瘍は腹腔動脈と上腸間膜動脈だけでなく、左右の腎動脈（じんどうみゃく）にも巻きついていた。

腹部内臓は後腹膜（こうふくまく）という背中側にある部分で大動脈や大静脈とつながっている。この

手術をするにはすべての腹部臓器を後腹膜からはがして、大動脈と大静脈を露出させなければいけない。その上で大動脈と大静脈を血管鉗子（けっかんかんし）でクランプして（しめつけて）、大動脈と大静脈を切り離し、腫瘍とともにすべての臓器を体外に取り出すことになる。大動脈と大静脈は人工血管ですばやく置換して血流を再開する。腎臓は取り出さず、大動脈につないだ人工血管に左右の腎動脈をつなぐ。

放射線治療の影響はあまりなかった。放射線でもろくなった血管が裂けて大出血をした場合に備えて、心臓外科の先生に人工心肺の用意をしてもらっていた。人工心肺を使うと低体温にすることができるので、出血をコントロールするために血流を遮断しても臓器の障害をある程度は防げる。また大出血で心停止になっても脳内の血流の循環は保てるわけだ。もっとも人工心肺を使うようなことになれば、手術後の回復に影響する。万一の場合以外は人工心肺のお世話になるつもりはなかった。幸い放射線治療の影響はあまりなかったこともあり、大きな出血のないまま臓器をすべて剝離して大動脈と大静脈を露出することができた。

さあ、ここからが本番である。手術室の空気がいよいよピンと張り詰めた。血管鉗子を大動脈の上下、大静脈の上下にかけて、一時的にすべての内臓にいく血流を遮断する（血管を全遮断するこの手技をクロスクランプという）。血管に切り込み、胃、膵臓、脾臓、肝臓、小腸、そして大腸の半分を腫瘍とともにすばやく体外に取り出す。取り出さ

図７　６臓器を取り出し腫瘍を切除（ブルーク）

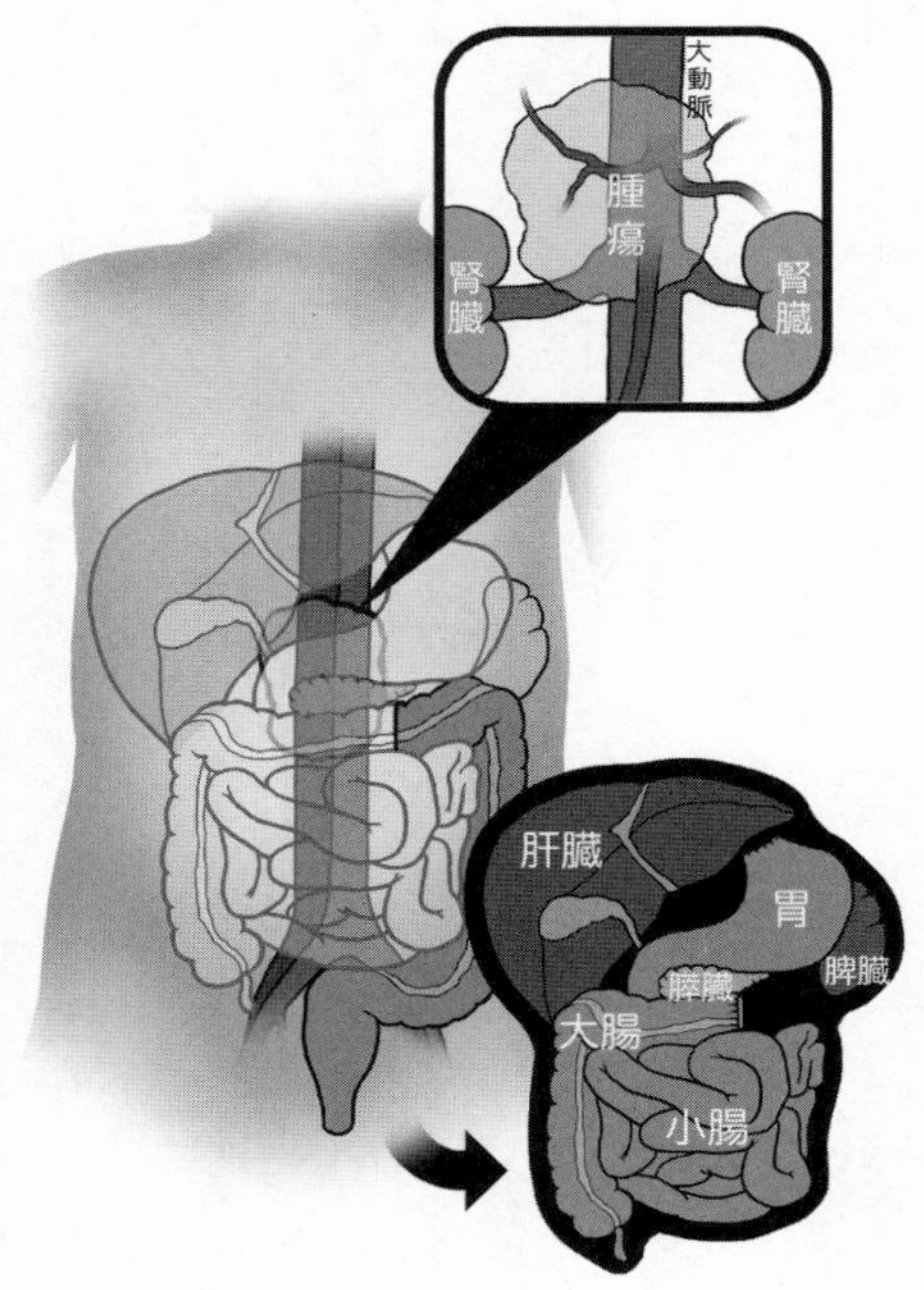

胃、膵臓、脾臓、肝臓、小腸、大腸の
６臓器を体外に取り出して腫瘍を切除

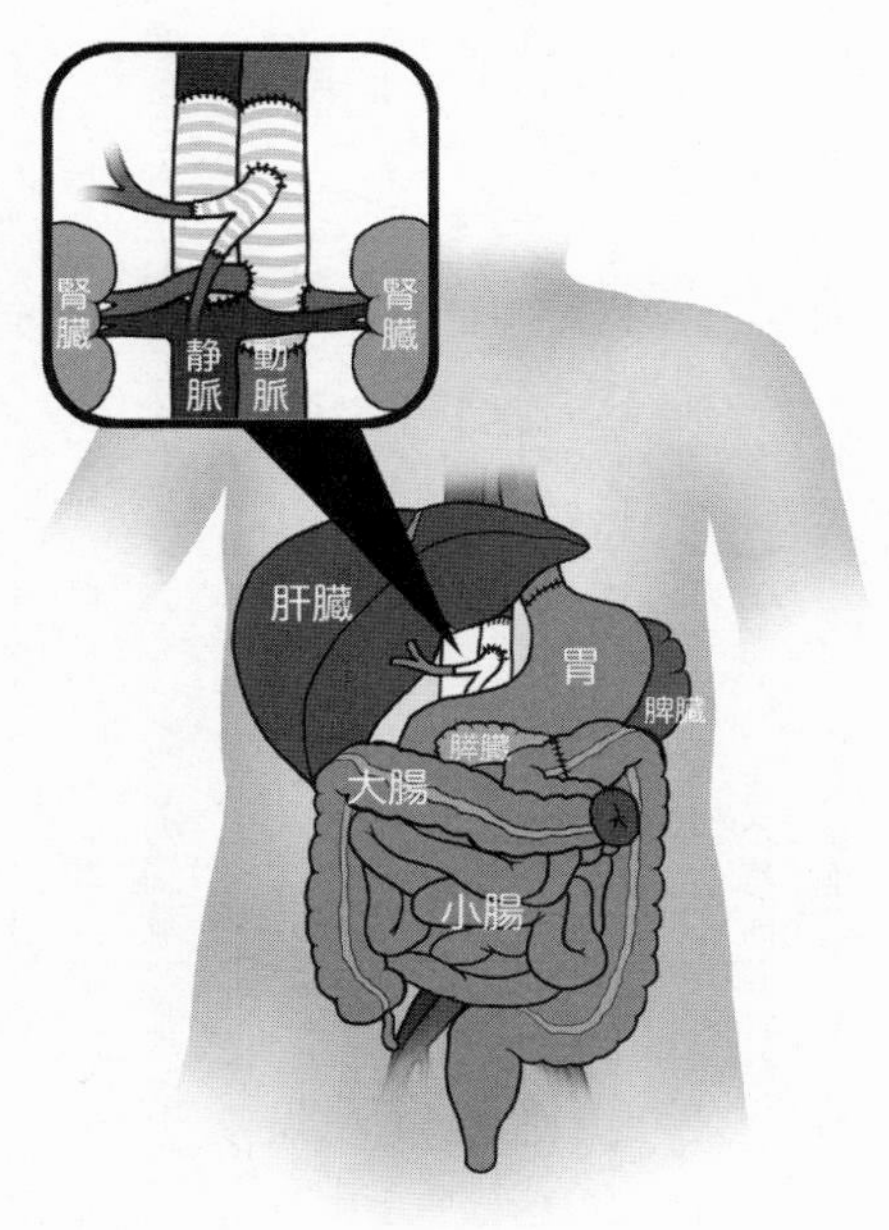

血管をつなぎ直し６臓器を体内に戻す

れた内臓は保存液で還流して氷を張った容器に移す。ブルークの空っぽになったおなかの中に手際よく人工血管を縫いつけて、血流を再開する。

それから、バックテーブル（手術室のメインの手術台とは別に奥に置かれた手術台、バックベンチともいう）に移り、腫瘍切除と血管再建をする。ここでも腫瘍に侵された部分の血管を人工血管で置換していく。臓器の剝離をした前半部分と違い、いったん動静脈をクロスクランプしてからは手術は一気にスピードを速める。前半の剝離には6時間以上の時間がかかったが、クロスクランプからここまではわずか90分だった。

いよいよ、取り出した6つの臓器の自家移植である。ここの手技は通常の多内臓移植とほぼ同じだ。まずは人工血管で再建した内臓の動脈とすでに大動脈につながれた人工血管を縫い合わせる。人工血管と人工血管の吻合（血管などを縫い合わせること）だ。そして多内臓の大静脈をこれも人工血管に吻合する。いよいよ血流再開だ。緊張の瞬間だが、まったく問題なく血流が全身をめぐった。

「ファンタスティック!!」誰かが叫んだ。自家移植された臓器は正常の色を取り戻し、手術室には充足感が満ち溢れた。後は丁寧な止血と、消化管の吻合である。こうして、世紀の手術はすべて順調に終了したのである。

医者と患者が共に戦ってこそ、手術は成功する

僕がこの手術をメディアに公表することにしたのは、その後順調に回復したブルークと相談した上でのことだ。世界中に大勢いる彼女のような患者さんに、こんな選択肢もあることを知ってもらいたいという気持ちは、彼女も同じだった。

マスコミの反響は大きかった。「ニューヨーク・タイムズ」、CNN、ABC、CBSなど、テレビや新聞が大きく取り上げた（編集部註（ちゅう）：その後、世界中のメディアが「日本人天才ドクター、世紀の大手術に成功」などとこれを報じた）。アメリカのインターネットサービスAOLのニュースサイトには2000もの書き込みがあったという。僕もブルークもテレビ出演の連続で、しまいにはかなりへばったほどだ。

その後は、全米から問い合わせが殺到した。多くは末期がんの患者さんだったが、中にはブルークのように手術で切除可能な患者さんもいた。みな医師に「切除不能」と診断された人たちだ。

これほどまでの大きな反響は、ある意味で今までの手術の常識を覆したからだろう。そして、これまでなら絶望せざるをえなかった多くの患者さんを救う可能性を拓（ひら）いたことが、評価されたからでもあると思う。

手術が成功した背景に、これまで積み上げられてきた移植外科の知見があるのはいうまでもないが、さらに重要なファクターがもうひとつあると思う。それは僕とブルークが長い時間をかけて築いた信頼関係だ。僕たちはことあるごとに対話を重ねた。前例のない手術を前に彼女が幾度も逡巡（しゅんじゅん）したからでもあるが、そのたびに医者と患者の共闘態勢とでもいうものが、少しずつ固まっていったと思う。

手術は医者がひとりでするものではない。手術を受けたときブルークには迷いがなかった。こんなふうに時間をかけて築き上げられた信頼関係は、手術の成功に欠かせないものだと僕は思っている。信頼がお互いの気持ちを強くするのだ。

第5章

ヘザーの希望

医療の世界を題材にしたアメリカのドラマ

「ドクター・ケイトー。あなたが行った今回の手術を、テレビドラマの中で取り上げたいんです」

突然そんな依頼が僕のもとにきた。どういうことかよく聞いてみると、あるテレビドラマの脚本家が僕の手術に興味を持っているとのことだった。

「より正確に手術内容を伝えるためにも、ぜひ脚本家やプロデューサーと話をしていただきたいんです。私たちは、テレビドラマに現実の手術を登場させることで、こういう手術があるということを広く世に知ってもらうお手伝いができればと思っています」

第4章の終わりで触れた通り、ブルークの手術は全米の大手メディアによって大々的に報道された。その後しばらく、僕のオフィスには電話が鳴りやまないほど問い合わせが殺到した。そしてこの中に、こういうちょっと変わった問い合わせもあったのだ。

電話の主はある調査会社のスタッフだった。テレビ局は番組をつくるにあたって独自に取材をするが、あわせて外部の調査会社から情報を買ったり、コーディネートを頼んだりする。僕に連絡してきたのはその手の会社の中でも医療分野が得意なところで、今までにも多数の映画やテレビ番組に情報を提供してきたそうである。聞けば、今回の話はテレビドラマで、そのタイトルは『グレイズ・アナトミー』。これには僕も聞き覚えがあった。

医療の世界を題材にしたアメリカのドラマと聞いて、『ＥＲ緊急救命室』を思い出す方は多いと思う。日本でも人気を呼んだこの作品は、現場をリアルに描くことにこだわったやや硬派なつくりが特徴で、僕たちのような関係者の間でも評価が高かった。『グレイズ・アナトミー』は、その『ＥＲ緊急救命室』が口火を切った医療ドラマのトレンドを継ぐ作品といっていいと思う。しかし、こちらはテイストがガラリと違う。主人公はシアトルの病院で悪戦苦闘する外科の研修医たちなのだが、ストーリーの軸となるのはもっぱら彼らの色恋沙汰なのだ。

となると、手術のシーンはいささかお粗末かと思ってしまうが、必ずしもそうではない。軽いタッチのストーリーとは裏腹に、現場の描写はそれなりにしっかりしている。実際にあった手術を題材にしていることもよくあり、その内容をブログで解説したりしている。

ついでにいうと、このドラマのおかげで外科医を志す女性が増えたという話も聞いた。過酷なイメージがつきまとうため、外科はこれまで敬遠されがちだった。しかしこのドラマの中では主人公をはじめ、たくさんの女性外科医が活躍するのだ。

間もなく、僕はこのドラマの脚本家と電話で話をして、ブルークの手術の詳細を問われるまま伝えた。

娘の命を救うために全米を転々とした家族

それは僕がマイアミからニューヨークに移った夏のことだった。実際にドラマが放映されたのは、そろそろ秋が深まるころだ。

僕が説明した内容は大方、正確に再現されていた。また、患者と家族の心の動きもよく表現されていたと思う。たとえば患者さんの家族が外科部長を「なぜほかの病院ではこの手術をやろうとしなかったのか」と問い詰めるシーンがある。彼が「前例がないからです」と答えると、その場の一同はしばらく沈黙するのである。これは必ずしも事実の通りではないが、それなりにリアルではある。前例のない手術に対峙する、患者と家族の気持ちがよく表現されていると思った。このドラマは日本語版のＤＶＤ（該当する部分はシーズン5のエピソード6「ライフ&ウォー」）も出ているから、一度ご覧になってはいかがだろうか。

もっとも、ブルークは当時63歳だったのに、このドラマの中では患者は10歳の女の子という設定になっていた。こうしたほうが視聴者にアピールできると思ったのであろう。ドラマをつくる側の立場で考えれば当然のことかもしれない。

このテレビドラマがオンエアーされてすぐに、ヘザー・マクナマラという女の子のお母さんから問い合わせがあった。『グレイズ・アナトミー』を見てのことかと思うかもしれないが、そんなことはぜんぜんない。偶然である。なぜならば、テレビの中の舞台はシアトルの架空の病院で、そんな手術をどこでやっているのかわかるわけではないからだ。しかし、おもしろいことにヘザーは当時7歳の女の子で、ドラマに出てきた患者とそんなに変わらない年頃だったのだ。

ヘザーの一家は、ニューヨーク近郊のロングアイランドに住む典型的なアメリカ人家庭である。家族はご両親とお姉さん、そしてヘザーの4人。お父さんは消防士をしている。ヘザーはお茶目なかわいい女の子だ。好きな色はピンク。ちょっとおませなのは、おそらくお姉さんがいるからじゃないのかなと僕は思った。

平和な家庭に暗雲が兆したのは、その数年前、ヘザーが原因不明の嘔吐に苦しみ始めたときだ。病院で検査をしたところ、ＣＴスキャンで胃の腫瘍が見つかった。病名は筋線維芽細胞腫。このタイプの腫瘍はとても珍しい。

彼女はすぐに手術を受け、胃と十二指腸の一部を切り取った。ところが1年もしないうちに再発したのである。しかも再発の仕方が実にやっかいなのだった。腫瘍は膵臓に再発した。そして、ブルークの腫瘍のように大きな血管を巻き込んでいた。

ヘザーと両親は手術に応じる医師を探して全米のあちこちの病院を訪ねて回ったが、

どこに行っても答えはノーだった。ヘザーはマイアミにも行った。マイアミの病院で検査を受けていたとき、病棟の看護師が、僕がニューヨークにいることを伝えたのである。

「ニューヨークには以前ここにいた、ドクター・ケイトーがいるわ。彼にも相談してみるべきよ」

ブルークのケースを上回る難手術、必至

お母さんと電話で話したあと、マイアミで検査したときの画像が送られてきた。ヘザーが直面している状況がいかに厳しいかは、それを見ただけですぐにわかった。腫瘍は膵臓のほとんど全体を侵していた。そしてブルークの場合と同様、大動脈から出ている2本の大きな血管、上腸間膜動脈と腹腔動脈を巻き込んでいた。さらに困ったことに、腫瘍は肝臓に血液を運ぶ門脈（もんみゃく）という血管にも及んでいたのだ。

ちょっとややこしいので、次ページの図8を見てほしい。膵臓の裏側では、胃や腸から栄養分を含んだ血液を運ぶ上腸間膜静脈、脾臓から伸びる脾静脈などが合流している。これが門脈という太い血管となって、肝臓に血液を送る仕組みだ。

ヘザーの場合、上腸間膜静脈と脾静脈の合流部が腫瘍に侵され、おかげでそこから門

図８　６臓器を取り出し腫瘍を切除（ヘザー）

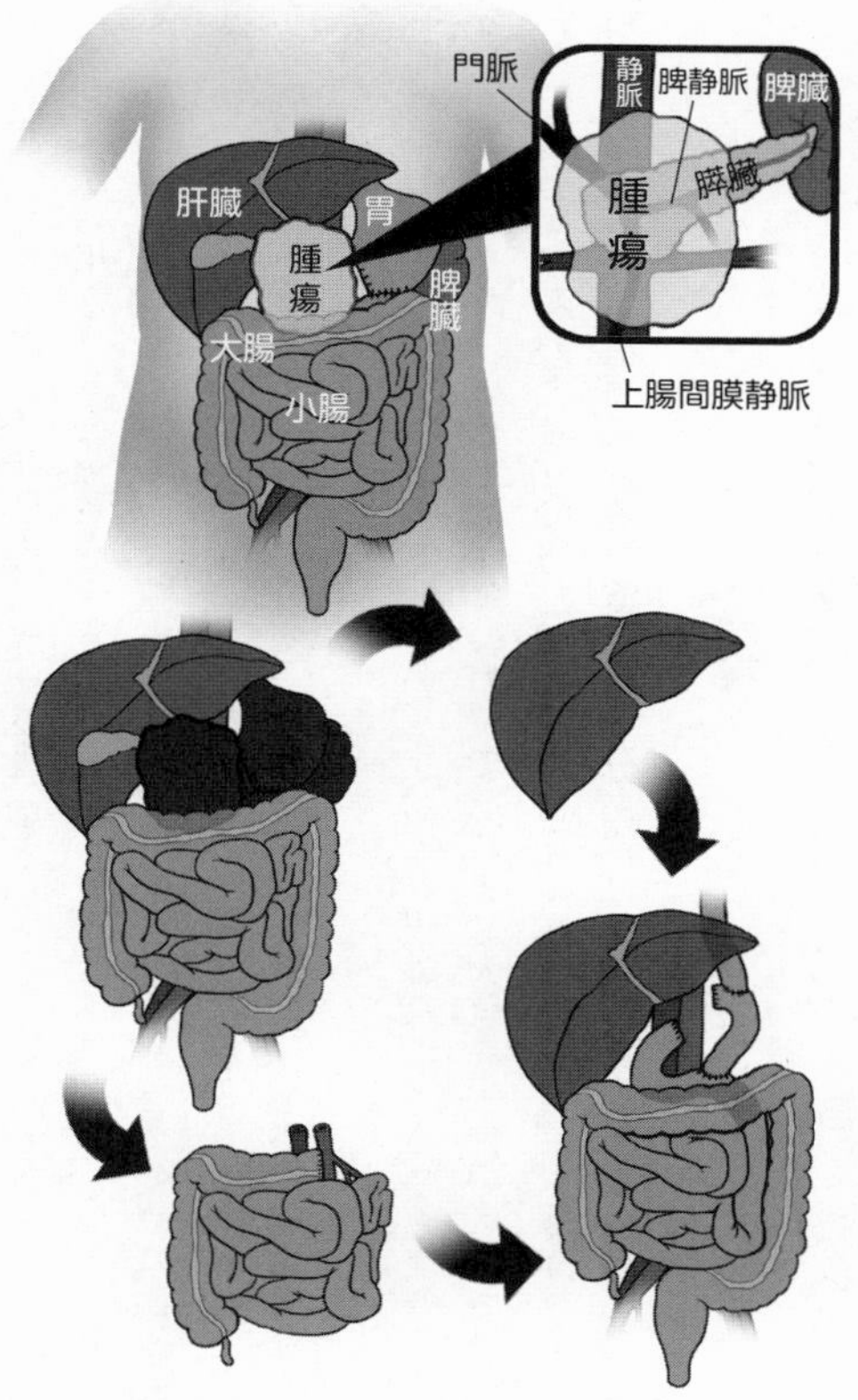

胃、膵臓、脾臓と一塊になった腫瘍から肝臓および小腸、大腸を切り離す。腫瘍切除後、肝臓、小腸、大腸を体内に戻す

脈に至る部分が閉塞していた。こうなると当然、血流は滞り、いずれその水分が外に染み出すことになる。おなかが腹水でぱんぱんにふくれ、同時に脾臓も腫れ上がっていたのはそのためだ。ちなみにこの状態を門脈圧亢進症（こうしんしょう）という。

腫瘍が大動脈から出る2本の血管を巻き込んでいるという意味では、ブルークのケースと似ている。ただ、ヘザーの場合は腫瘍の位置がいくらか浅く、その点に限っていえばブルークよりマシだ。しかし、膵臓全部とその裏の静脈にも腫瘍が拡がっている上、門脈圧亢進症というオマケまでついている。またしても、前代未聞の難手術になるのは間違いない。

決して簡単に引き受けられることではない。まして、僕はそのときニューヨークに移って間もないころだった。移ったばかりの病院でそこまで大きな手術を成功させられるのか。さらに腫瘍は肉腫のタイプであり、しかも再発である。でもヘザーはまだ7歳。完全に腫瘍を取りきれば治癒できる可能性は十分ある。僕は手術を引き受けることにした。

難問が続々浮上。「本当に手術できるのか」

ヘザーはとてもかわいい女の子だ。年齢の割にちょっと大人ぶったしゃべり方をするところもなかなかかわいらしい。初めて会った日、僕はヘザーと両親を僕のオフィスに連れていった。

僕のオフィスにはたくさんの子どもの写真が飾ってある。みんな僕が手術をした患者さんたちだ。ヘザーはしばらくその子どもたちの写真を眺めていた。後で聞いた話だが、自分もあの写真のように飾ってもらいたい、とそのときヘザーは思っていたそうである。

しかしこのケースをめぐっては、その後さらなる難問が次々と浮上することになる。まず、1年前に胃と十二指腸の一部を切り取ったことの影響だ。今回の手術では胃をすべて摘出せざるをえないと思われた。話が煩雑になるので詳しい説明は避けるが、一度切除手術を経た臓器を再び摘出し、それを再建して元に戻すのは難しい。不可能ではないけれど、ただでさえ複雑な手術をさらに複雑化してリスクを高めることを考えたら、胃をあきらめることのデメリットのほうが小さいのだ。

ある程度想定していたことではあるが、腫瘍に覆われた膵臓を残せない可能性もきわめて高かった。これは患者本人にとっても家族にとっても重大な問題だから、あらためて話し合う必要がある。胃であれば全部取ってしまってもどうということはない。食べられる量は少なくなるにしても、食事はちゃんとできる。しかし膵臓となると、話は俄(が)

然深刻になるのである。

膵臓には2つの役割がある。ひとつは消化酵素を分泌すること、もうひとつは血液中の糖分（血糖）の濃度をコントロールすることだ。消化酵素なら薬で代替できるが、血糖のコントロールはそう簡単ではない。

膵臓は血糖濃度を下げるインスリンと、逆に上げるグルカゴンというホルモンを出して血糖値を調節する。膵臓を取ってしまえばこの働きが失われ、即、糖尿病になってしまう。それもとびきりタチの悪い糖尿病だ。インスリンのみならずグルカゴンも出ないのだから、血糖値が下がりすぎたときに対処できない。これを自分でコントロールしながら生活するのには困難がつきまとう。近年、糖尿病の治療は進歩し、患者をケアする態勢や器具も改善されているが、それにしたって小さな子どもの膵臓を軽々しく摘出するわけにはいかないのである。

問題はそれだけではない。場合によっては肝臓も切除しなければならないことがわかってきた。ヘザーの肝臓自体は健康なのだが、懸念されたのは肝臓に至る動脈の状態だ。すでに触れた通り、腫瘍のために上腸間膜静脈と脾静脈の合流部分から門脈にかけてが閉塞している。したがって門脈もある程度は切除せざるをえない。門脈だけならばたとえかなり肝臓に近いところまでが腫瘍に侵されていても、肝臓の中に隠れた門脈を引っ張り出して、そこにそれらの静脈をつなぎ直すことは十分可能だ。でも肝動脈はそうはいかない。

肝動脈は肝臓の中にいくほど枝分かれし、血管の一本いっぽんが細くなる。もともと子どもの肝動脈は細い。おそらく本幹でも数ミリ、一回枝分かれしたところでは１~２㎜だろう。１~２㎜までなら何とか血管再建ができるが、仮に腫瘍がかなり奥まで浸潤していて、４本にも５本にも枝分かれしたところで切り取るしかない状態だとしたら、全部をつなぎ合わせるのはほとんど不可能だ。そうなると肝臓の一部を切除するか、場合によってはすべてを切除しなければならない。肝臓のすべてを切除することになれば、肝臓移植が必要になる。

ブルークの手術とはだいぶ様相が違ってきた。全部の内臓を取り出すまでは同じだが、ヘザーの場合、胃と膵臓、そして門脈圧亢進症でふくれ上がっている脾臓は残せない。再び体内に戻せるのは肝臓と小腸、大腸だけだ。場合によっては肝臓も使えず、したがって移植が必要になる可能性もある。となれば移植に伴う合併症のリスクも加わり、いよいよ手術の難易度は高まる。

「こんな手術、本当にできるのだろうか」と、僕も一時的にかなり悩んだ。

あきらめなかったから希望を見つけられた

「腫瘍をすべての内臓ごと取り出して切除します。体外切除という方法です……」

僕は手術のあらましに加え、胃、膵臓、脾臓、場合によっては肝臓も切除しなければならないことを、ご両親に説明した。最初、手術を引き受けたときには大喜びしてくれたふたりだが、この日はさすがに沈黙した。お母さんは唇を嚙(か)んでうつむき、ぽろぽろと涙を流した。しかし間もなく決然と僕の目を見据え、そして言った。

「ほかに方法がないのなら仕方ありません。その手術に望みを託します」

やるとなれば肝臓移植が必要になった場合のために、あらかじめドナーを確保しておかないといけない。これについてはその場でご両親が簡単なやりとりをし、お父さんが引き受けることになった。ドナーになるために彼は、ＣＴスキャン、ＭＲＩ、血液検査のほか、精神科の診断、ソーシャルワーカーとの面接などを受け、すべてクリアした。

自分の娘に臓器をあげるのにどうしてそこまでの手続きが必要なのか、疑問に思う人もいるかもしれない。これらはもっぱらドナー本人のためだ。大前提として、本当に自分の意思でドナーを志願したかを念入りに確認し、その上で臓器を提供してなお心と身体の健康を保てるかをチェックする。

手術当日、お父さんには朝から飲食を絶った状態のまま、手術室の近くにスタンバイしてもらった。まず、ヘザーのおなかをあけてみると、大きくふくれ上がった脾臓、血液のうっ滞で腫れた腸管が目に飛び込んできた。これは予想通り難しい手術だ。以前の手術の癒着を丁寧にはがし、ともかく肝臓の状態を見極めた。腫瘍はかなり肝臓に浸潤している。しかし肝臓を残せるかどうか、この時点では判断できなかった。慎重に組織を剝離して後腹膜からすべての内臓を引き離す。そして大動脈と大静脈をクランプして全内臓摘出である。ここからがまた大変だ。バックテーブルで臓器を保存液で還流して、腫瘍を切除する。ヘザーの場合、腫瘍を切除するというよりは胃・膵臓・脾臓と一塊になった腫瘍から肝臓と大腸を切り離すという感じだ。幸い肝動脈は一次分岐まで切り取る必要があったが無事再建できた。結局、手術には実に24時間を要したが、すべてがうまくいったのである。お父さんの出番はなかった。

ちなみに肝臓移植の必要がないとわかった段階で、すでに17時間ほど過ぎていた。腫瘍はきれいに切除できたし、肝臓移植の必要はない。僕はご両親にそこまでの経過を知らせに行った。

「本当ですか！」

お父さんもお母さんも顔を輝かせ、飛び上がらんばかりに喜んだ。もちろんお父さんには肝臓を切り取らずにすんだということも、もう食事をしていいということも伝えたが、お父さんはとりあえず手術が終わるまでは食べなかったそうだ。

術後、目覚ましく回復したヘザーは、ご両親と一緒に記者会見に臨むことになった。

この席でとても印象的だったシーンがある。

「どんなに厳しい状況に直面しても、忘れてはいけないことがあると、私はこの経験で学びました」

お母さんはそう話し、次に「それは……」と言いかけた。そこですかさず、ヘザーがかわいい声を張り上げたのだ。

「必ず希望があることです！」

こんな手術を受ける可能性が残されていたという意味で、ヘザーは幸運だった。僕のところに問い合わせをくれる患者さんの中には、どんな大がかりな手術をしても助かる見込みのない人も大勢いる。つまり、いつでも可能性があるわけではなく、だれにでも希望が残っているとはいえない。

だからこそ、死を受け入れなければならない患者さんにそれを伝えるのも、医師の大切な仕事だと僕は思っている。しかし、あきらめたらそこで終わってしまうのも事実だ。ヘザーのお母さんは何度手術を断られてもあきらめず、なればこそ希望を見つけることができたのである。

もちろん今後、腫瘍再発の可能性がないわけではないし、彼女は膵臓を失ったことでたえずインスリンのポンプを身につける必要が生じた。しかし、今の彼女はなんの憂いもない明るい女の子にしか見えない。記者会見のあとはモーニングショーなどのテレビ番組や新聞、雑誌に引っ張りだことなった。

おしゃれ好きなヘザーは、着飾ってテレビカメラに映る自分の姿を見るのが、楽しくてしょうがないのである。

第6章

ベネズエラで
移植医療

子どもに移植医療

ベネズエラで移植医療を行うようになってから、はや7年になる。レシピエント（移植を受ける患者）は主に子どもたちだ。僕が行くようになる前にもこの国で肝臓移植が行われたことはあったが、レシピエントは大人だった。子どもに対する移植はそれまで誰もやったことがなかった。

子どもへの肝臓移植は技術的に難しい。身体が小さいため、移植の際につなげる脈管（血管や胆管など）のサイズも小さいからだ。しかし、しっかりとした技術を身につけた医師がやれば、成功率はとても高い。アメリカのようにこの手術がたくさん行われている国では、一般に大人よりも子どものほうが移植後の生存率が高いのだ。肝臓移植を行ったアメリカの全施設のデータを見ると、大人の移植後の生存率は1年で89％、3年で79％なのに対し、子どもは1年で94％、3年で90％である（SRTR、Scientific Registry of Transplant Recipients 調べ）。

子どもの生存率が高い理由のひとつは、回復力の強さだ。いったん手術を乗り切れば子どもはぐんぐん回復する。また、大人の病気には肝臓移植をしても再発してしまうものがいくつかあるが、子どもの場合はあまりない。それも長期的に子どもの予後がよいことと関係している。

もともと肝臓移植は、移植をしなければ生きられない患者さんに対して行うものだが、アメリカでは（特に子どもは）ぎりぎりまで待つことはせず、ある程度状態のよいうちに移植をするべきだと考えられている。しかし、中には急速に状態が悪くなることもあり、移植時にはぎりぎりの状態になってしまうこともある。そんな患者さんの移植後の生存率は必ずしも高くない。それも含めて、なおこれだけ成績がいいことは刮目(かつもく)に値する。アメリカのような経験豊富な国で、比較的状態のよい子どもの患者に限ったなら、生存率は今や100％近いのである。

では日本はどうか。数年前まで、日本では脳死した子どもがドナーとなること（つまり、脳死になった子どもの臓器を移植に使うこと）が認められていなかった。そのため子どもへの肝臓移植もできないと思われがちだが、実はたくさんの子どもが生体肝移植の手術を受けている。これは生きているドナーから肝臓の一部を提供してもらう方法だ。子どもの生体肝移植に関する限り、移植後の生存率は日本もアメリカに負けず劣らず高い。日本の外科の技術は世界的に見ても最高のレベルにあるのだから、不思議なことではない。

こういうことが世界中でできたらすばらしいのだが、むろん現実はさほど甘くない。医療が未発達で移植手術など望めない国はまだまだたくさんある。というより、日本やアメリカのように臓器移植の恩恵を享受できる国のほうが圧倒的に少数派なのだ。

法外な手術費用の壁に阻まれ、女の子は死んだ

僕がベネズエラに行くようになったきっかけは、まだマイアミの病院にいたころの、ある若いお母さんからの電話だった。生後10カ月の娘が原因不明の肝臓病で、肝硬変になっていると、彼女は僕に訴えた。

「こちらのお医者さんに、肝臓移植以外に助かる道はないって言われました……」

途方に暮れた声でそう言われて、僕は頭を抱えた。

当時、ベネズエラの子どもが肝臓移植を受けるには、海外に行くしか手がなかった。お母さんは親戚からマイアミに肝臓移植が得意な病院があると聞いて、僕のところに連絡してきたのだ。彼女の家は決して豊かではないが、すごく貧しいというわけでもない、ベネズエラの一般的な家庭である。しかし、アメリカで肝臓移植をするだけのお金を調達できるあてはまったくなかった。

それより少し前に、カリブ海の島国から同じような連絡をもらったことがある。そのときの患者は10歳代の女の子で、やはり移植をしないと助かる見込みのない状態だった。手術費用を工面するために、その子の家族は募金をすることにした。しかし、必要なお

金はその国の貨幣価値からするととてつもない金額だ。ほぼ1年が過ぎても目標額に遠く及ばず、その子は亡くなってしまった。

日本でも募金で手術費用を集め、患者である子どもが海外に移植に行くことがよくある。これはもちろん日本の人たちの優しさ、気持ちの温かさの表れであるが、それがしっかり実を結ぶのは日本が経済的に豊かな国だからだ。カリブの島国にも大金持ちはいるが、ほんの一握りに過ぎない。大多数は、優しくとも募金に協力する余裕のない人たちだ。日本のように短期間で大金が集まることなどありえないのである。

カリブの島国の女の子が亡くなった一件以来、僕は考え込まずにはいられなくなった。こういう悲劇が起こる原因は何なのか、何か打つ手はないだろうか、と。

はっきりしているのは、その女の子は法外な医療費という壁に阻まれ、手術を受けられなかったということだ。

実際、アメリカの医療費は高い。それでもアメリカ人が病院で治療を受けられるのは、保険が使えるからだ。特に子どもの場合、たとえ貧しくても公費で肝臓移植を受けることができる。しかしこの恩恵に浴せるのはアメリカ人だけだ。外国人が同じ治療を受けようとすると、高額の費用をすべて自分で負担しなければならない。

自国で手術を受けられるようにしなければいけない、と僕は考えた。その国の公的制度を使えるのだから、アメリカでするよりもずっと安い費用ですむだろう。現地の病院では肝臓移植などまだ無理だというのなら、僕みたいな医者が出かけて行って手術をすればいい。あわせて現地の医師を指導してノウハウを根づかせることができれば、あの女の子を見舞ったような悲劇を確実に減らせるはずだ……。

僕はベネズエラのお母さんから電話をもらってすぐに、現地に出向いて移植をする方法を考えた。この辺のいきさつは拙著『移植病棟24時　赤ちゃんを救え!』(集英社)に詳しく書かせてもらったが、この僕のアイデアは思いのほか早く実現したのである。

「現地指導」で移植医療を根づかせる

すでに触れた通り、移植に使う臓器を提供してくれるのは生体ドナーか脳死ドナー、どちらかだ(腎臓の場合は心停止後の臓器提供もある)。しかし僕がベネズエラに出かけて行って手術をする場合、脳死ドナーは選択肢から外れる。いつ臓器を提供してくれる脳死ドナーが現れるかは、予測できないことだからだ。忙しい日々の合間を縫ってベネズエラに飛び、手術を終えたらすぐ帰らねばならないのだから、あらかじめ予定を組める生体ドナーに頼るしかない。そういうわけで、僕がベネズエラで指導している肝臓移植は生体肝移植である。

生体ドナーからの肝臓移植は、大人のドナーから子どもに移植する形が望ましい。子どもが必要とする肝臓のサイズは大人の肝臓のせいぜい4分の1ほどだから、ドナーへの負担が比較的軽くてすむし、成功率も高い。ドナーには両親のどちらかがなることが多いが、これも心理的に受け入れやすい。

そうはいっても大人の肝臓の一部を切り取り、それを子どもの脈管につなぎ合わせる手技は、決して簡単ではない。移植の経験の少ない国で、その国の医師だけでやれるようになるまでにはかなり時間がかかる。

彼らをアメリカに呼んでトレーニングを受けてもらったらどうかと思うかもしれない。しかしこれがなかなかうまくいかない。ひとつには国によって移植手術の環境が大きく違うからだ。アメリカで手術をこなせるようになっても、それは進んだ設備と訓練されたスタッフに囲まれた環境でのこと。自国に帰って同じことができるとは限らない。どんな国に行っても同様のパフォーマンスを発揮できるようになるには、さらに高いレベルの技術と知識を身につける必要がある。

ならばそのレベルに達するまでアメリカで修業すればよいかといえば、これまたそう簡単ではない。なぜならアメリカでそこまで成功すると、自国に帰る気が失せることが多いからだ。事実、ベネズエラからアメリカに渡って成功した医師は少なからずいるが、そのうちベネズエラに帰った医師はきわめて少ない。

結局のところ、ベネズエラのような国に移植医療を根づかせるには、ある程度の経験を積んだ人間が現地に出かけて行って指導するのが一番なのだ。最初に電話をくれたお母さんとのかかわりをきっかけに何度かベネズエラに通い、彼我の環境を見比べるうちに、そういうことがだんだんわかってきた。ただの思いつきだったアイデアの中身がしだいに凝縮し、そして熟してきた。

7年たった今、ベネズエラにも肝臓移植医療が根づきつつある。患者が子どもの場合、手術の出来不出来で予後が大きく変わってくるから、まだ完全には任せていない。それでもすでにかなりの部分はベネズエラの医師たちにやってもらっている。これまでに手がけた子どもの生体肝移植は50件ほどを数えるが、成功率は100％に近い。あと数年頑張れば、僕のサポートなしでも今の成功率を維持できるようになるだろう。

ベネズエラのプロジェクトが終わったら、どうしようか。ほかの国でも同じことができないだろうか。最近はそんなことを考えている。実際ベネズエラの話を聞いて自分の国でも同じように肝移植プログラムを指導してほしいという依頼がいくつかある。そのためにNPO財団の立ち上げをすることになった。Fundahigado America Foundationである。Fundahigadoとはスペイン語で肝臓財団ということである。これから本格的な活動が始まる。今までは移植を受ける患者もトレーニングを受ける医師も移植先進国アメリカを目指した。しかし僕はそれがベストのやり方だとは思わない。少なくとも子どもの生体肝移植に関する限り、こちらが出かけて行ってしっかり技術を伝えることで高い成功率を実現できるはずだ。ある程度のインフラが整った国であれば、大きな費用をかける必要もない。

ニューヨークの僕のオフィスには、ベネズエラで移植手術をした子どもたちみんなの名前が入った表彰状がある。先日「同窓会」をやったときに、みんながプレゼントしてくれたものだ。アンヘル、オラーリス、クリスチャン、エドガルド、エミリアーニ、グレシア、ホセ、ビクター、ジュリアナ、マリア……みんな元気になった。

移植手術を受けさえすれば途端に健康になれる人は世界中にいくらでもいる。これからもますます忙しくなりそうだ。

第7章

ベネフィット・オブ・ザ・ダウト

カナダからやって来た少女ジョディ

ニューヨークの冬は寒い。

常夏のフロリダ州マイアミで暮らしていたころを思うと、ニューヨークの寒さは文字通り身にしみる。でも、しばらく暮らしてみると冬のニューヨークもなかなかよいと思うようになってきた。ニューヨークの冬の風物詩である、通りのあちこちで地下鉄の通風口から白い湯気がのぼる景色、クリスマスのイルミネーション、冬のいでたちで街を歩く人たちの姿は、とても素敵で、夏しかないマイアミとはぜんぜん違う風情があるのだ。ニューヨークのマンハッタン島とニュージャージーの間にはハドソン川が流れている。そんなハドソン川はけっこう川幅が広く、週末になるとニューヨークハーバーからこの川を通って巨大な豪華客船がいくつも入ってきて、ミッドタウンの船着場に停泊する。そんなハドソン川が真冬の一番寒いころになると凍りつく。ニューヨークがいかに寒いかおわかりいただけるのではないか。

きっと彼女の住む街も今ごろは寒いのだろうな。雪景色の中で凍りついたハドソン川を眺めながら、僕は北の街から来た女の子のことを思い出していた。

ジョディ（仮名）は当時14歳。僕がまだマイアミにいたころ、カナダのオタワという街からやって来た。

ジョディが僕のところに来たのは、マイアミが暑くなり始める春の終わりだった。彼女のフロリダ旅行は、もともとオーランドにあるディズニー・ワールドに行くのが主な目的だった。そしてそれは、ジョディにとって最後のバケーションになると思われていた。彼女はある特殊な肝臓がんの末期状態だったのである。

おじいさんだけが孫の死を受け入れなかった

1年と少し前までは、いたって健康なティーンエージャーだった。しかし、ある日彼女の世界は暗転した。貧血の検査を受けたところ、腫瘍が見つかったのだ。診断は類上皮性血管内皮腫（るいじょうひせいけっかんないひしゅ）。とても特殊なタイプの肝臓がんだ。

発見されたとき、腫瘍はすでに巨大で、肝臓のほとんどの部分を占めていた。さらにはその後、肺とおなかの別の部分に転移していることがわかった。

小児科の主治医は、肝臓の移植を検討した。ジョディはカナダとアメリカのいくつかの移植センターを紹介された。しかし肝臓の外に転移があるからと、どの施設も手術を断ってきた。やむなく化学療法を受けることになったがあまり効果はなく、腫瘍は大きくなり続けた。

栄養状態の悪化から彼女の頬はこけ、手足は骨と皮ばかりになっていった。一方でおなかは、まるで妊娠しているかのようにふくれ上がった。

アメリカやカナダでは、このような場合には相手が子どもであってもがんの告知をする。主治医は「もうこれ以上の治療はできない、死を受け入れるしかない」ということを、家族にも本人にも伝えた。

もちろん家族にとっても本人にとっても、死を受容するのは難しい。告知をされた末期がんの患者さんが心静かに死と向き合うことができるまでには、いくつかの段階がある。否定、怒り、そして恐れ……。それらを乗り越えるまでには、誰であれ時間がかかるのだ。

カナダの小児病院の医療チームは、ただ単にそれ以上の治療はできないと告げるだけではなく、ジョディと家族がおだやかに死を受け入れることができるようにと丁寧なケアをした。フロリダ旅行は、そうして家族がようやくジョディの死を受け入れることができるようになったころのことだった。

しかし、ひとりだけどうしてもあきらめのつかない人がいた。それは彼女のおじいさんだ。彼は友人に聞いたり、インターネットで調べたりして、マイアミに全米でも有数の移植施設があることを知った。どうせフロリダに行くなら、そこに最後の望みを託そうじゃないかと、彼は家族を説得した。

移植コーディネーターから、初めてジョディのことを聞かされた僕は「あれっ」と思った。ほかの移植施設が手術を断ったのが不思議に思えたのだ。

類上皮性血管内皮腫はとても珍しい腫瘍である。普通の肝臓がんは、いったん転移してしまうと移植治療の対象にはならない。肝臓を移植してもほかに転移が残っては意味がないからだ。また腫瘍が肝臓の中だけにとどまっていても、サイズが大きすぎたり数が多い場合は移植での完治は難しいと考えられている。進行した肝臓がんは、移植をしても再発してしまう可能性が高いからである。

しかし、類上皮性血管内皮腫はそうした一般の肝臓がんとは違う。ある程度進行していても、移植すれば長期的な生存が可能だと考えられている。以前、同じ病気で肺に腫瘍が転移した患者さんに肝臓の移植をしたことがあった。このような場合、肺転移は肝臓の移植後に自然になくなることもあるという報告があったからだ。つまり類上皮性血管内皮腫は、ほかの肝臓がんよりも移植の対象となる範囲が広いと考えられるのである。

ほかの移植施設が手術を拒んだのは、おそらく肺だけでなくおなかにも転移していたからだと思う。しかし、なにしろ症例の少ないがんだ。どのように治療すればよいのか、はっきりわかるほどのデータが蓄積されているわけではない。僕はよくわかっていないのならば移植をしてみる価値はあると考えた。そしてジョディを診察することを受け入れたのである。

英語に「ベネフィット・オブ・ザ・ダウト（benefit of the doubt）」という表現がある。もともとは法律用語で、疑わしいだけでは罰しないことを意味する。つまり「ダウト（疑い）」の段階であれば、被疑者の「ベネフィット（利益）」になるように解釈しようということだ。そこから転じて、「疑い」の余地がある（可能性がある）場合にはやってみる価値があるという意味でも、この表現は使われる。僕はジョディを診察することで、まさにこのベネフィット・オブ・ザ・ダウトを実践したのである。

あったはずの転移が見当たらない……明るい光が見えた

診察に先立ってカナダの小児科医と話をした。カナダの医師はかなり困惑した様子だった。ようやく家族が死を受け入れられるようになったところなのに、今さら成功する可能性の薄い話を持ち出して、家族を惑わせないでほしいというのが本音だったのだと思う。

確かに状態はかなり悪い。もはや末期の患者であり、今から手術をするのは無謀なのかもしれない。でも彼女は14歳だ。まだ若い。そしてまったく可能性がないわけではない。ここでも僕は、「NO」から始めたくなかった。ともあれその場は、可能性がなければ無理に移植をすすめることはしないと約束して電話を切った。

ジョディは依然、ふくれ上がったおなかを抱え、痛みに苦しんでいた。CTスキャンの画像を見ても、腫瘍は巨大だ。肝臓のほとんどすべてが腫瘍に侵され、無軌道にふくれたそれはほとんどおなかの半分を占めている。栄養状態もよくない。

でもCT画像をじっくり見て、あることに気づいた。肝臓の腫瘍は確かに巨大だが、おなかの中にあるはずの転移が見当たらない。それが見つかったのはもう1年近く前のことだ。肝臓の腫瘍が腹部のほかの場所に転移したのなら、今ごろはもっと大きくなっていないとおかしい。かすかではあるかもしれないが、可能性はある。僕はチームと相談して、ジョディの肝臓移植を実行することにした。

どう反応していいかわからない様子のお母さんとジョディに、僕は言った。

「移植で必ずよくなるとは約束できません。でも1年前にあったはずの転移は大きくなっていない。可能性に賭けてみる価値はあると思います」

そして、こう付け加えた。

「大切なのはこれ以上体力を落とさないことです。つらくても頑張って運動すること、そして食べることを必ず続けてください。普通の食事がとれないなら、流動食をとることにしましょう」

お母さんは怪訝(けげん)そうな様子だったが、やがて涙を流し始めた。初めはきっと半信半疑だったのだと思う。帰るころになってようやく感情がこみ上げてきたのだ。

ジョディは最後まで感情をはっきり表さなかった。流動食をとることには抵抗があるようだったが、僕が強くすすめるとしぶしぶ納得した。僕は言った。

「肝臓と腫瘍は僕たちが何とかする。でも身体の力を維持することは、君が自分でしなければいけないんだ」

おじいさんと感動の抱擁

ジョディの手術を引き受けると決めてから、またカナダの医師から連絡があった。前回は困惑状態だったが、今度ははっきりと移植手術に反対するのだった。トロントにある移植施設では、生体肝移植の準備をした上でおなかを開けた。そのときに転移が見つかったのだ。アメリカのほかの施設にセカンドオピニオンを求めたが手術は無理と言われた……。

僕はCT画像を見る限り、腫瘍は肝臓だけにとどまっているようだと伝えた。肺に転移しているように見えると聞いていたが、移植したあと、肺の転移がなくなるという報告もある。ジョディの場合、仮に転移があったとしても大きくなってはいないのだから、やってみる価値はある、と。

僕たちは時間をかけて話し合った。カナダの医師は最後には納得してくれ、その後は全面的に協力してくれた。

移植後、肺への転移が消えるという事例はあるにしても、理由はわからない。それが本当に転移だったのかどうかも定かではない。元のがんがなくなると消えるともいわれるが、本当にそうなのか？　仮にそれが事実でも、がんが再発することはいくらでもある。この先何十年も大丈夫という保証はない。

ネガティブな材料を数え上げたらキリがないが、一方ではわずかにしろ明るい希望もある。ならばそれに賭けてみるべきではないかと僕は思った。

ジョディはいったんカナダに帰り、それから再びマイアミに戻ってきた。リハビリに励んだこともあり、体力は徐々に回復した。しかしおなかはあいかわらずふくれ上がったままだ。移植手術をしなければ、もう数カ月ももたなかっただろう。

１カ月ほどして脳死のドナーが現れ、いよいよジョディの手術をした。心配された肝臓以外への転移はなかった。

手術を終えてから、家族に説明するために待合室に行くと、お母さんとおじいさんが待っていた。

「手術はすべてうまくいきました。おなかの中の転移はありませんでした」

　それを聞いたおじいさんは、感極まった様子で立ち上がった。僕たちは自然に歩み寄り、そして抱きあった。

「ありがとう」

「本当によかった」

　移植後の経過はいたって順調だった。1週間と少しで退院した。

　ジョディは間もなく、普通のティーンエージャーに戻った。もっぱらの関心事は自分のルックスだ。手術の後、薬の副作用で顔が丸くなったのをしきりに気にしていた。

「こんなに丸い顔イヤ。早くステロイドをやめないと、大変なことになっちゃう」

　ステロイドを使うと副作用で顔が丸くなることがあるのだ。

「そんなことないわ。とってもチャーミングよ」

　移植コーディネーターはそう言ってなだめたが、僕は混ぜっ返した。

「ステロイドのせいじゃないと思うよ。君の顔はもともとふっくらしてたんだ。移植の前、痩せていたのは栄養が足りなかっただけさ」

「ひっどい」

　みんなが笑った。

　あれからもうすぐ4年になる。ジョディはいたって元気で、再発もしていない。最後に会ったときは医者になりたいと言っていたけれど、今はどうしているのだろうか。次に会うのが楽しみだ。

第8章

しつこさのすすめ

ニューヨークの夏

ニューヨークの夏は気持ちよい。

ニューヨークは北緯40度とかなり北に位置する街ではあるが（東京は北緯35度）、夏には摂氏35度を超える日も多い。日差しの強い真夏の日中、コンクリートの街中はまさに猛暑である。マンハッタンの高層ビル街の暑さは、東京と変わらない。

ただそんな夏の盛りでも、夜になるとずいぶん涼しくなる。最低気温が25度を超えることはあまりなく、じめじめとしているわけでもないので、一日を通して考えれば、日本の夏よりもずいぶんしのぎやすい。最近のニューヨークは治安がよくなったこともあり、セントラルパークやハドソン川沿いの公園でも、夜の散歩を楽しむ人が目立つ。夏の夜にはセントラルパークやそのほかの街中の公園で野外コンサートや野外シアター、映画上映などのイベントが目白押しである。

寒くて長い冬のことを思うと、夏の間は思い切り外で楽しんでおきたいというのがニューヨーカーだ。ちょっと気温が上がりだすと、みなすぐに夏の装いに着替えて街に出てくる。真夏の猛暑日も室内にこもったりはせず、存分に外で楽しむ。それがニューヨーク流の過ごし方である。

僕は今ハドソン川が海に注ぐニューヨークハーバーのそばに住んでいる。冬の間は風が強く寒々として、あまりひとけがないところだが、暖かくなりだすと、突然どこからともなくたくさんの人がやって来る。夏の日差しを受けて、水面（みなも）はキラキラと輝き、その向こうに浮かぶ船や自由の女神を望むニューヨークハーバーは、ニューヨーカーの夏の憩いの場のひとつである。

その日もニューヨーカーがウズウズするような天気のいい夏の日だったが、僕のスケジュールはあいかわらず詰まっていた。名残惜しい思いでまぶしい夏の太陽を見送り、約束のレストランに入った。若い医師たちと食事をすることになっていたのだ。

話題は仕事のこと、職場の人の噂話（うわさばなし）など、あちらこちらに移り変わったが、どういう成り行きだったか、そのうちだれかが「人生の目標を達成するにはどうすればいいんでしょうね」と言いだして、少し重たい会話になった。

そこで僕の頭に浮かんだのが、ＮＩＨの研究費のことだった。

ＮＩＨは国立衛生研究所（National Institutes of Health）の略称である。ここ自体もアメリカの研究施設なのだが、同時にさまざまな科学技術の研究にお金を出す機関でもある。どちらかというと独自に研究することよりも、ほかの大学や研究所を援助することを主眼としているようだ。

「しつこさ」がないと研究費をもらえない

ＮＩＨが出す研究費はもともとアメリカ政府からのお金だから、日本でいう科学研究費（科研費）に近い。ともあれ、その予算規模は日本の科研費とは比べものにならないぐらい大きい。選考基準は厳密で、運営制度もしっかりと整備されている。最近こそカットされてきてはいるが、ＮＩＨからの研究費が取れている限り大学や研究所は安泰だというのが、この国の研究者たちの共通認識だ。

当然のことながら、研究費獲得を狙っている研究者は大勢いる。したがって選考はかなり厳しい。その際の審査基準は、応募者のそれまでの業績、予備研究のデータ、その研究にどれほどの意味があるのか、そしてその研究を本当に行うことができるのか……など。政治的な駆け引きも多少はあるのかもしれないが、申請書の中身がしっかりしていないことには話にならない。研究内容にちゃんとした中身があって、なおかつそれが審査官にアピールするものである必要がある。有名な研究者による申請だからと、無条件で審査をパスするようなことは決してないのだ。

このＮＩＨの研究費を取るにはどうすればよいかという話をするとき、まるでキーワードのように「しつこさ（Persistence）」という言葉が必ず出てくる。つまり、しつこく何度も何度もトライすればいずれは通る、逆にいえばしつこくトライしない限り通らないということだ。

日本語の「しつこい」という言葉は、どちらかといえばネガティブに響く。しかし英語でいう「Persistence」は違う。意味としては、何度でも同じことを継続できること、一度失敗してもめげずに続けられること。あえてニュアンスが伝わるように日本語に訳せば「継続力」といったところだろうか。何らかの目標を達成するための条件として「しつこさ」を肯定的に考えるには、英語の「Persistence」のほうがしっくりくるかもしれない。

NIHの話に戻ろう。

NIHの研究費を獲得するには、年に数回の締め切りにあわせて申請書を出す必要がある。NIHは「こんな研究をしてほしい(このような研究には研究費を出すよ)」という募集要項を公開している。対象となる研究分野は多岐にわたり、募集のスタイルもいろいろだ。一般的なのは数年間にわたって年に数回、提出のチャンスがあるタイプだが、その1回しか提出できない特別奨励研究の募集もある。

審査が終わると、応募者には審査結果の報告書が届く。審査は複数の審査官によって行われ、上位50%に入る研究と見なされると、その申請書のいい点、悪い点をかなり細かくコメントしてもらえる。

研究費がもらえるのは上位10％から15％ぐらいまでなので、詳細なコメントをもらったからと手放しで喜ぶわけにはいかないが、これには大きな意味がある。仮にその申請で研究費をもらうことができなくても、再応募するために申請書を書き直す際、審査官のコメントがきわめて有効な手引きとなるからだ。

中には最初の応募で研究費を手にする人もいるが、そんなケースはめったにない。多くの研究者は申請が通るまで、何度も内容を修正して応募し続けることになる。よい審査結果が返ってくれば、次回の応募へのやる気も高まるというものだが、これとてそう簡単なことではない。初めての応募に対する評価はたいてい惨憺（さんたん）たるものである。

そこから研究費をもらえるレベルまで内容を練り直すには、相当の時間がかかる。1回応募して結果が返ってくるまでの期間は、だいたい半年以上。追加で予備研究を行って申請書の内容を修正し、再応募するとなると、1年くらいあっという間に過ぎてしまう。ＮＩＨの研究費はほとんどの場合、何年もの時間をかけ、かなりの労力を費やしてようやく獲得できるものなのだ。

もちろん、研究内容がそもそも箸にも棒にもかからないものだったら、それはどうしようもない。いくらしつこく食い下がっても、無駄なエネルギーを費やすだけのことだ。しかし、それなりに見込みがある場合は、どれほどしつこく努力を続けられるかが、最後の最後で勝負を分けるのである。

しつこくないと実現可能な夢にも手が届かない

ＮＩＨの研究費の場合、これを獲得できるまでのプロセスが明示されている。同じ目的のために奮闘しているライバルたちの姿も目に入る。だからこそ目標達成にしつこさが欠かせないことを実感しやすい。しかし、「しつこさの効用」は、どんな夢、目標にも通じることだと僕は思う。しつこさが足りないせいで、可能性があるにもかかわらず夢をあきらめてしまう人は、ずいぶんいるはずだ。目指すべき地点と自分の現在位置の距離を測りにくい分野（たとえば芸術）は特に、そういうことが多いのではないかと思う。

ＮＩＨの話と同じことだが、もともとの目標や夢が達成不可能なものであったり、達成しても自分にとって無意味なことであったら、いくら頑張っても無駄だし、その努力には意味がないといえるだろう。

たとえば、僕がプロ野球選手になるという目標を立てたなら、それが実現不可能な目標であることは誰が見ても明らかだ。しつこさや努力といったこと以前に、目標の立て方が間違っている。

もうひとついえば、僕は幼いころからクラシックギターを習っていた。中学、高校、大学と、かなり一生懸命練習をしたものだ。たまたま有名な先生に習っていたこともあり、同門生の中にはプロを目指す人もいた。僕も特に熱心だった大学生のころは、それなりにレベルの高い演奏ができたと思う。ただ、プロのギタリストを目指せたかといえば、それは無理だと自分でもわかっていた。もしかしたら、ギター教室の先生くらいにはなれたかもしれない。でもどう考えても、プロの演奏家としてやっていくほどの才能があるとは思えなかったのである。

どういう夢を持つか、どのような目標を立てるかということは、人生の大問題だ。おそらく誰にでも、「これこそが自分のやりたいことだ」「人生の目標が見つかった!」といった劇的な思いに打たれる瞬間があると思う。なのにその確信を先に進めるための行動を起こさなかった、あるいは途中であきらめてしまった……そんな記憶はないだろうか。ひらめいたことが実現不可能な場合はともかく、そこからしつこさを発揮しないことには、実現可能な目標にも永遠に手が届かない。

成功する確率はチャレンジすればするほど高まる

では、しつこくなるためのコツは何か。

ひとつは失敗しても恥ずかしいと思わないことである。発明王トーマス・エジソンの言葉におもしろいものがある。

「1万回失敗したといわれるが、それは違う。私はうまくいかない方法を1万通り発見しただけだ（I have not failed. I've just found 10,000 ways that won't work.）」

あきれるくらいの positive thinking だが、なればこそ彼は発明王として歴史に名を刻むことができたのだと思う。

他人からは少し無謀に見える夢や目標を掲げて失敗すると、「それ見たことか」「どうせ無理に決まっていたんだ」という声が聞こえてくる。直接そう言われなくても、みんながそう思っているような気がしてしまうものだが、そこでめげてはいけない。先達の教えのように、失敗から学べばよいのだと前向きに考える。そうしたある意味図々しい思考回路を育てることができれば、自然と目標に対する貪欲さ、しつこさが身につくと思う。

もうひとつ。これは人によって意見が分かれると思うが、僕は「背水の陣を敷かない」ことも大事だと思う。どうしても目標を達成したいのであれば、何度もチャレンジすることを前提に長期的な計画を立てたほうがいい。自分にプレッシャーをかけるために、今回だめならもう終わりだ、と決めたほうがいいという人もいるが、それはどうだろう。継続して同じことを続けるには、それなりの余裕が必要なのである。

もちろん、十分な経済的バックグラウンドがあることも重要になってくる。そんな意味では不公平なのであるが、そこはある程度は仕方ない。「お金のことは心配せず自分のしたいことに専念すればよい」などという恵まれた状況にあるのはほんの一握りの人で、ほとんどすべての人にとって夢を追いかけるのには経済的な問題が絡んでくる。そんなとき、自分で選択する余地があるのであれば、たとえ多少の遠回りであってもより長く継続できる道を選ぶ。これもしつこくなるためのコツだと僕は思う。夢を実現できる可能性は、挑戦する回数が増えるほど高くなるからだ。先ほどの発明王はこんなことも言っている。

「ほとんどの人が、あともう少しやれば成功できるその手前で投げ出している（Many of life's failures are people who did not realize how close they were to success when they gave up.）」

どうやら彼も相当しつこい人だったようだ。

しつこい止血で術後の回復が早まる

夢に限ったことではない。日々の仕事を十全にこなす上でも、しつこさは大きな意味を持つと僕は思う。僕自身、外科医の仕事を続ける中で、しばしばそれを痛感してきた。

たとえば肝臓移植の手術は、病に侵された肝臓を取り出し、代わりにドナーの健康な肝臓を入れる。その際、一番のクライマックスは、体内の血管とドナーの肝臓の血管をつなぐ作業だ。血管の吻合はとても重要な肝臓移植の手技で、手術の成否に大きくかかわる。しかし、肝臓移植手術の成否は血管吻合だけでは決まらない。そのメイン作業に負けず劣らず重要なのが、止血作業なのである。

どんな手術にも出血を止める止血という作業が含まれるが、止血作業の重要さは手術の対象となる病気の種類によっても変わる。さほど深刻な病気が対象ではない簡単な手術であれば、ある程度の出血は放っておくことが多い。皆さんも経験があると思うが、何かで皮膚を傷つけて少々血が出ても、間もなく止まる。傷口がやや大きくて簡単に止まらないときでも、しばらく押さえておけばそのうち収まる。これは血液に含まれる血液を凝固させる因子（血液凝固因子や血小板）が、傷口をふさいでくれるからだ。

手術でも同じで、すべての出血に針と糸をかける必要はない。押さえておくだけで自然に止まる出血もたくさんある。しかし、肝臓移植の手術中に関する限り、そんなふうに放っておいて止まることはあまり多くない。肝臓が悪くなると、血が止まりにくくなる。また肝硬変の患者の場合、異常血管があちこちから生えてきたりもする。いきおい手術中には随所で出血が起こる。もちろんドナーの肝臓が移植された後は肝臓の機能が回復してくるので出血は止まりやすくなってくるのだが、中にはじわじわとした出血ではあってもいつまでも止まらないこともある。これを放置すると必ずしも大出血で再手術ということにはならなくとも、手術後感染や痛みの原因となり回復を妨げる要因となることもある。

だから僕は、出血箇所を見つけたらひとつひとつ丁寧に止めてやることを心がけている。押さえておけばよさそうに見えるものでも、少しでも危うさを感じたら針と糸をかけて完全に止める。

手術の速い医師を医療の現場は歓迎する。看護師は早く激務から解放されるし、病院にすればコストを抑えられることになる。しかし、手術の本質的な目的は患者の病気を治すことであって、早く終えることではない。実のところ、そのことに気づいたのはこの仕事を始めてしばらく後のことなのだが、以来僕は止血という仕上げの作業を丁寧に丁寧に、しつこくしつこくやるようになった。

止血に限らず、外科医はちょっとしつこすぎるくらいがちょうどいいと、僕は思っている。確かにしつこく丁寧に作業を見直しても、時間をかけて止血をしても、実際にはあまり結果が変わらないこともある。でも、それで結果がよくなる可能性が少しでもあるのならば、それが患者の回復にいくらかでも貢献するのならば、僕はしつこく時間をかけることを選ぶ。

これは、きっとどんな世界でも同じだと思う。周りから見れば何でもないことのようでも、自分が納得するまでしつこく食い下がって仕事を続けること。そうやってよりよい結果（よりよいものをつくる、よりよいサービスを提供するなど）をあくまで追求すること。「しつこさ」は、どんな仕事にも共通する大切な姿勢なのではないだろうか。

第9章

競うのは
患者の回復の早さ

運転免許をなくしてアメリカの研修医に

僕がアメリカに渡ることを考えたのは、外科の研修を終えた30歳過ぎのころだ。日本の医学界ではいったん研修を終えると、多くの人が医学博士号を取得する。そのためには医局に戻って、少なくとも2年間は基礎研究に専念しなければならない。僕はこのお決まりのコースに進むことに、今ひとつ前向きになれなかった。研究がイヤなわけではない。手術の腕をもっと磨きたかったのだ。

研修中、僕は手術をすることに充実感とやり甲斐を感じていた。もともと手先が器用だったこともあって、めきめきと腕が上がっていることが自分でもわかった。しかし2年も研究一辺倒の生活をするとなると、その間ほとんどメスを握れなくなる。手術を学び続けるにはどうしたらいいかと考えて、思い立ったのがアメリカ行きだった。

日本人がアメリカで研修医となるには、あちらの国家試験を受けなければならないが、僕は日本で研修医になってすぐにこの試験に合格していた。もっとも、そのときいつどこの時点でアメリカに行くのか、明確なビジョンがあったわけではない。

この試験に合格したのにはちょっとおもしろいわけがある。

僕が研修した当時、阪大の外科の研修では、まずは1年間大学病院に勤務する。その

1年間は主に手術後の患者の管理である。外科の研修はとにかく忙しいが、初めの1年は仕事のペースがなかなかつかめない分、特に忙しい思いをする。朝早くから夜遅くまで一日中、病院で過ごす日々だ。

研修の1年目の間に、僕は先輩の医師に代理を頼んでアメリカの医師資格の試験を受けに行かせてもらった。日本の国家試験で勉強した内容をあまり忘れないうちに、とにかく受けてみようと思ったのだ。英語と日本語の違いはあるものの、アメリカでも日本でも医師の国家試験の内容にはあまり違いはない。忙しくて試験勉強をする時間はなかったが、とにかく受けてみてどんなものかを見てみよう。ここで受けないともうきっかけがなくなって受けられなくなる。そんな気持ちだった。

試験はその当時は東京と沖縄でしか受けられなかった。研修医の仕事は雑用が多い。1年目は特にそうだ。当時阪大では指導にあたる5年目ぐらいの医師、オーベンと1年目の研修医がペアになって患者を担当していた。オーベンはドイツ語からきた病院内の隠語で指導医の意味である。おそらく今でも大学病院ではよく使われるのではないだろうか。

僕はオーベンの先生に2日間研修医代理をしてもらって試験を受けに行ったのだ。結果はパート1の基礎医学試験が合格でパート2の臨床医学試験は不合格というものだった。やはり勉強せずに受けても受かるわけがない。しかしそれでも、パート1だけでも受かったことで、俄然やる気にはなった。

大学病院での研修がほぼ終わりに近づいたころ、僕は運転免許の更新を忘れていたことに気づいた。僕の誕生日は8月30日で研修の終わりは6月末。つまり、僕は更新を1年近くも忘れていたのだ。その結果、免許は失効。僕はなんと教習所通いをしなければならなくなった。2年目から僕が行くことになっていた兵庫県の市民病院は駅から遠く、車での通勤がほぼ必須の立地だった。ここからはちょっとした笑い話であるが、市民病院に初めて事務手続きで行ったとき、事務の担当者から「免許を出してください」と言われた。僕は頭の中が運転免許のことでいっぱいだったので、「あの、すみませんが、免許は失効してしまったんです。取り直さなければいけなくて……」。気まずそうに僕がそう言うと事務の人はびっくりした顔をしている。おわかりだろうか。事務の人が出してくれと言ったのは医師免許のことだったのだ。医師免許をすでに失効して取り直さなければいけない医者。「この医者は何だ⁉」と思ったのではないだろうか。

さて、笑い話はともかく、僕はかくして市民病院の研修の初めに教習所通いをする羽目になった。教習所は幸い市民病院の隣にあったので、僕は病院の医局の中にあった畳部屋を借りてそこに寝泊まりして、教習所通いと研修医生活を始めたのだ。このとき、どこにも行き場所のなかった僕は、夜間に病院でアメリカの医師資格の試験勉強をした。そして2回目の試験で合格したのである。もしかすると、免許の失効がなかったら、アメリカの医師資格試験には合格していなかったかもしれない。人間万事塞翁が馬である。

クビ一歩手前の「要注意研修医」

実際に渡米して、マイアミ大学の研修医になったのは1995年のことだ。

最初のうちは文字通り、右も左もわからなかった。中でも一番苦労したのが言葉の問題だ。僕の英語は当時、日本人としてはマシなほうだったと思う。外国人の友だちもけっこういたし、彼らに囲まれての会話にも特に苦労はしなかった。しかし、アメリカに渡り、研修医としていざ臨床の場に立ってみると、そんな英語力ではまったく通用しなかった。日本にいる外国人が日本人と英語で話すとき、彼らは必ず気を遣う。みんな英会話が苦手だとわかっているから、手加減してゆっくり話してくれる。しかし、ここはアメリカで、ましてや相手は患者さんだ。英語が苦手な医者にいちいち気を遣っている余裕などない。「日本人の割にはマシ」程度の英語など、ここでは何の役にも立たないのだ。

皆さんもちょっと想像してほしい。身体の具合がおかしくなって病院に行ったとする。その場で緊急入院となって、最初に出てきた医者が自分の言うことをまったく理解してくれなかったら、どう思うだろうか。なにしろ自分の状態が伝わらないのだから、どんな見当違いのことをされるかわからない。信頼して診察に身体を委ねることはもちろん、手術を任せるなど、とうてい無理な相談だろう。

医者の仕事はまずもって患者さんとの対話から始まる。それは病状を把握するためにも互いの信頼関係を築くためにも欠かせない、基本中の基本のプロセスだ。であれば言葉を操れるということは、医者が備えるべき最低限のスキルということになる。異国の医療現場に飛び込むなり、僕はそのことを痛いほど思い知った。

あれから15年以上、アメリカの医療現場で揉まれながら、僕はいわば叩き上げの英語力を身につけた。もちろん今ではコミュニケーションに不自由を感じることはないが、あらためて当時を振り返ると、われながら危なっかしい研修医だったと思う。

患者さんから「あの医者は辞めさせたほうがいい」といったクレームをつけられたことも、一度や二度ではない。半年くらいたったころには、「要注意研修医」というレッテルを貼られるまでになった。「常に誰かをヘルプにつけないとダメだろう」とか「こいつにはカルテに記録させるな」とか言われたりもした。

いつクビになってもおかしくない、絶体絶命のピンチ。事実、上司の医師は僕の処遇を決めるために、病院のスタッフたちに聞いてまわったらしい。あとになって聞いた話によると、そこで僕を救ってくれたのが看護師さんたちだった。

「ケイトーは言葉はダメだけど、まじめに仕事をする」といった言葉で、僕の仕事ぶりを評価してくれた人がいたらしい。おかげでクビがつながったのである。

僕は日本を発つ前に、やはりアメリカで研修医をやったことのある大先輩に話を聞きにいった。そのとき彼はこんなアドバイスをしてくれたのだ。

「アメリカ人の研修医はとにかく口がうまい。連中と口先で勝負したって太刀打ちできないに決まっている。でもひとつだけ、日本人が勝てることがある。それは人の嫌がる仕事をまじめにやることだ」

僕はこの言葉通り、みんなが嫌がること、口のうまい研修医なら上手に避けるような仕事を、文句も言わずにこなした。普通、研修医は採血などしないのに、看護師に頼まれてやったこともある。当直が要るとなれば進んで手を挙げた。手術の助手にしてもそうだ。みんなはなるべく実作業に参加できるポジションにつきたがる。第3助手など脇役もいいところだから誰もが嫌ったが、僕は厭わず引き受けた。

もっとも当時の僕に、下働きを強いられているという悲愴感はなかった。言葉も危ういのに医者として雇ってくれていることに、むしろ感謝しないといけない。そんな状態なのだから、アメリカ人の研修医と対等に仕事をできる立場にはないといった意識があった。

天敵だった指導医が僕をベタ褒めした理由

当時の指導医のひとりに、僕にとってはほとんど天敵のような人物がいた。陽気ではあったが気の短い彼は、研修医みんなに口うるさかった。特に僕はことあるごとにいびられていた。僕をクビにしようと盛んに声をあげていたのも彼だ。

ある晩、彼が執刀医を務める肝臓移植手術があった。本来なら僕は第1助手か、そうでなければ執刀医となるべき立場だったが、なにしろクビになる一歩手前の身の上だ。例によって第3助手として手術に入った。

肝臓移植手術ではある程度の出血があるのはよくあることだが、この日はいつにも増して多かった。手術は思うように進行せず、気の短い指導医は案の定、そのうち声を荒らげ始めた。原因が第2助手の手際の悪さにあるのは明らかだった。

肝臓移植手術において第2助手はきわめて重要な役割を担う。成否を左右するポジションである。にもかかわらず、この手術でその任に就いたのは研修2年目のまだ駆け出しの研修医だった。手術の首尾は助手によっても変わる。助手が優秀だと執刀医がさほど上手でなくてもうまくいったりするが、その逆もあるのだ。

そのうちいよいよ出血がひどくなると、執刀していた指導医はさらに苛立ち（いらだ）ち、大声で怒鳴り散らした。こうなっては2年目の研修医にはどうしようもない。すっかり萎縮してしまって手が動かなくなってしまった。

このままでは患者さんの命にかかわる。そう思った僕は、身振りで彼に「代わるぞ」と伝え、そのまま勝手に第2助手の位置に入った。放っておくわけにはいかない惨状は、その場の誰もがわかっている。さしもの指導医とて黙認せざるをえない。その後間もなく状況は好転した。違いは誰の目にも明らかだった。そして手術は成功したのである。

第2助手の役割に、「術野(じゅつや)を見せる」ということがある。次の作業のポイントとなる部分が執刀医から見えやすいように、組織の一部を押さえたり、向きを変えたり、ときには引っ張ったりする。これをうまくやると手術はスムーズに進行するし、そうでなければ滞る。

上手に助手の仕事をこなすには手術のプロセスをしっかり把握していないといけない。また、手術のセンスもポイントになる。その点、僕は第3助手として手術に立ち会う機会が何度もあったし、ヒマさえあれば手術を見学していた。夜勤明け、寝ずに見学したことも少なくない。おかげで手術の順序も勘所もしっかり頭に入っていた。それにその時点で僕はすでに外科医として5年目で、手術には自信を持っていた。手術のセンスが2年目の研修医よりよいのは当たり前である。

言葉はできなくても、手術はできる。「天敵」だった指導医の僕を見る目は、この夜を境にガラリと変わった。翌日、回診に現れた彼は僕の肩に手を置いてみんなの前で言った。

「ケイトーはいい腕をしている（Kato has good hands.）。言葉はへたくそだけどな」

外科医の技術は言葉を超える

それからはすべてが好転した。

不思議なもので、いったん認められると、しゃべりが下手でもみんなが聞いてくれるようになる。ミーティングで治療方針の検討をするときなど、僕がたどたどしく口を開くと、以前なら軽くあしらわれたものだが、それなりに注目が集まるようになった。こいつは肝心なことはちゃんと理解している、聞くに値することを言うかもしれない。そんなふうに意識を変えてくれたということだろう。

それまでは、「おまえは本当に医者か？」というようなあきれ顔をされることもあった。

たとえば、ＬＡＳＩＸという利尿薬を日本では「ラシックス」というが、アメリカでは「レーシックス」と発音する。利尿薬としてはもっとも基本的な薬だから、これを知らない医者はそうそういない。しかし、アメリカに来たばかりのころ、「レーシックス」と言われたとき、僕は何のことかわからなかった。看護師は両手を広げ「お手上げ」といったような身振りをして、去っていった。

言われたことがわからない、たとえわかっても答えられないとモノを知らないと思われてしまう。確かに、言葉の伝わらない相手を見て、言葉はわからないけれど本当は中身を知っていると考えることは普通に考えれば難しい。くだんの指導医だって、言葉が話せない僕が実は技術は持っているかもしれないとは考えられなかったわけだ。

これはある意味で当たり前である。アメリカにはたくさんの人間がアメリカ以外からやって来る。職や教育を求めてアメリカに来た人間が英語で話をするのは当たり前だ。アメリカ人はそう考える。日本人の場合は違う。外国人が日本語を話せるとはもともと期待していない。だから、言葉が話せることと中身がわかっていること、技術を持っていることは別だと初めから理解しているのだ。

このアメリカ人の考え方は、英語が世界共通語になっていることを背景にしたアメリカ人のおごりと思う人がいるかもしれない。でも、そうだと決めつけられないところもある。アメリカの職場ではその人がそれまで何をしてきたかということよりも、そのとき何ができるのかということでその人間を判断しようとする傾向がある。つまり、能力のある人間には公平にチャンスを与える。その人が若いか年を取っているか、どこの大学を出たのかなどはあまり大きな判断材料ではない。そういう意味では英語が話せない＝能力がないという考え方は一見乱暴に思えるが、公平に能力を判断するという姿勢の表れでもあるのである。

僕にとってラッキーだったのは、たまたまその誤解を解くチャンスがめぐってきたこと、そして外科医の技術は言葉がなくても伝わるということだ。さらに、いったん能力があるとわかれば、それまでの経緯とは無関係に先に進むチャンスを与えるというアメリカのやり方の中で、僕はそこからどんどん先に進んでいくことになった。あの手術はそういう意味で僕の人生を変える大きな転機だった。

実はこの話には、後日談がある。

くだんの手術から1年半が過ぎ、僕のアメリカでの研修も終わろうというころ、その指導医はマイアミを去ることになった。短気な性格が災いして、同僚の医師たちとトラブルを起こしたためだ。そしてなんとも皮肉なことに、彼が去ることで空席となった役職に、ほかならぬ僕が収まることになったのである。

荷物をまとめて出ていく彼と、たまたまエレベーターの前で出くわした。いつかのように僕の肩に手を置いて彼が言った。

「君が僕のあとに選ばれたのは当然だ。なぜって君はいい腕をしてるからだ（Because you have good hands.）」

移植外科医としてスタートを切った僕は、間もなくどんどん手術を任されるようになった。すぐに、「ケイトーは手術が速くてうまい」という評判になった。

僕自身、手術の速さに自信を持つようになった。手術が速い。うまい。そんな手術室のスタッフ、麻酔科の先生たちの言葉に僕はうぬぼれた。

競うのは回復の早さ

そんな僕に再び転機が訪れたのはそれから1年ぐらいたった後である。

ある日、スタッフに見送られて退院していく女性を見て、僕は驚いた。

「え？　もう退院」

彼女が先輩医師の執刀で肝臓移植手術を受けたことは知っていた。僕もちょうど同じころ、別の患者さんに同じ手術をしたが、彼が退院できるまでにはしばらくかかる。その女性を手術した医師は、決して手術がうまいという評判の外科医ではなかった。麻酔科の医師や手術室の看護師たちは、その医師が執刀する手術を好まなかった。「もう。またあの先生の手術よ。ケイトーだったらよかったのに」と、よく看護師たちから言われた。

その医師の手術は研修医の間に何度も見たことがあった。手術が下手だというわけではないが、何か際立って「すごい」と思うようなことはあまりなかった。それでも彼は経験豊富だったので、難度の高い移植手術を任されていた。彼が執刀するそうした手術は決まって時間がかかった。出血量も多かった。初めだけを見ていると本当にこれで大丈夫なのだろうかと思うようなこともあった。でも、彼の患者の回復は僕の患者より早かった。

何でなんだ。僕は彼の手術を思い返してみた。ひとつ思い当たったのは、彼はとにかくしつこいということだ。肝臓移植手術の前半（レシピエントの病気に侵された肝臓を取り出す作業）ではちょっと荒っぽくなってしまうことが多い。おそらく本来の性分は気が短いのである。しかし、ドナーの肝臓が身体に入って、止血をする段になると彼はしつこい。ひとつずつ細かく丁寧に止血をしてゆくのだ。また、血管のつなぎ目などに気に入らないことがあると彼は何度もやり直す。周りの人間がいやになってしまうぐらいである。

止血に時間がかかることと前半部分の手術には関係がある。前半の荒っぽさをなくせば、おそらくあれほど止血を繰り返さなくてもいいはずだ。つまり、手術がうまければ止血部分の時間も短くなるわけだ。でも彼はそんなことはあまり考えていないようだった。ある意味で自分のまいた種ではあるが、そこは必ずきっちり最後までやりぬくのである。

肝臓移植の手術の場合、どんなに手術がうまくても、止血に時間がかかる症例がある。以前に手術を受けたことがあったり、門脈といわれる血管が閉塞したりしている症例などだ。そうしたケースでは、最後の止血部分をおろそかにしていては難度の高い移植手術には対応できないのだ。

そんなある日、彼が僕に言った。

「医者が競うのは手術の速さじゃない。大事なのは、患者が回復するまでの早さだ」

人より手際がいいとか、仕事が速いということには、落とし穴がある。速さにはむろんそれなりの価値があるけれど、そこにとらわれると本質を見失いかねない。肝心なのは仕事の中身であって、スピードはおまけにすぎないのである。そのとき彼の言葉を聞いて、僕にはそのことがはっきりとわかった。

僕は技術的にとても難しい手術を世界に先駆けて行ってきた。そんな手術には発想の転換が必要だ。柔軟な思考を心がけなければ新しい分野は切り開けない。しかし一方で、それを成し遂げるための実際の作業は気の遠くなるような緻密で丁寧な仕事である。手術のスピードにこだわって、それを競うような態度では難度の高い移植手術にはまったく対応できないのだ。このとき彼から教わったことは、その後の僕の外科医としての流儀に大きな影響を与えている。

第10章

外科医の決断力

外科医が備えるべき資質

外科医に必要な資質は何かと、聞かれることがある。僕は技術、知識、体力、決断力と答えることにしている。

外科では手術という細かい手作業を含む手技を行う。当たり前であるが、やはりまずは技術だ。どんな外科でも技術は大きな要素だが、移植手術の際にはしばしば、1㎜の何分の1というレベルでメスやハサミ、ピンセットなどを操らねばならない場面がある。大事な組織を傷つけることなく目的を達成する上で、人並み以上に器用であったほうがいいのはいうまでもない。

そんな技術には、生まれもった「手先の器用さ」も関係してくる。やはりある程度は外科医向きの人とそうでない人がいる。しかし、多くの技術は日々の鍛錬の中で十分習得可能だ。技術を磨くには、いかにたくさんの症例をこなすかということも大きくかかわってくる。外科手術は数をこなさないと上達しないのである。

では、手先の器用さがすべてかというとそんなことはない。最近は、手術の現場で医療用ロボットが使われるケースも出てきている。ロボットといっても機械が勝手に手術してくれるわけではなく、操るのはやはり人間なのだが、この技術が発展すれば、大ざっぱに手を動かしてもロボットの手がその動きをデリケートで微小な作業に転換してくれるようになる可能性がある。多少、手先が不器用な人でも外科医になれる時代がやってくる日も、そう遠くはないかもしれない。

次は知識だ。知識も当然欠かせない。まずは基本的な解剖学の知識、疾患に関連した病態生理学の知識。そんな教科書に書いてあるようなことはもちろん知っていなければならない。しかし、それにも増して重要なのは「経験知」だ。同じ目標に到達するのにいくつかの手順があったとしよう。そんなとき、初めにどこにハサミを入れるのか、血管をどちら側からかきわけるか、といったことが手術の出来不出来に大きくかかわってくる。そんなときそれまでの経験から学んだ、どうやったらうまくいった、こうしたら逆に失敗した、という「経験知」がものをいうのである。これを手に入れるのにも数をこなすことが大切になってくる。必ずしも自分で執刀しなくともよい。助手として手術にかかわる中でも「経験知」は蓄積されてゆく。

そして体力も間違いなく必須の条件だ。外科の手術というものは半分は肉体労働であり、しかもときに際限なく長引く。僕がこれまでに経験した最長の手術は、30時間を超えている。そんな手術でも僕はあまり休憩を取らない。手術の種類にもよるが、そんな長時間になる手術は手術中に何か大きな問題が起こったか、または今までに前例のない手術だという場合で、ほかの人に任せることができないことが多いからだ。

日常の生活の中で体力づくりを心がけることは必要であるが、長時間の外科手術に耐えるスタミナも、やはりたくさんの手術を経験することで自然に身についてくる。

外科医が備えるべき資質を問われたとき、僕はこれら3つの要素のほかにもうひとつ、決断力を加えることにしている。これは、外科医に限らず、仕事上何かしらのチームを率いるリーダーには欠かせない資質である。外科手術では執刀医が手術チームのリーダーだ。手術の中で遭遇するいろいろな場面で決断するのは執刀医である。中には助手をしている人間が賛成してくれない決断もある。自分の体力が限界に近い状態で、周りの人間を押し切って決断を下すのはとても難しい。そしてこの決断力を身につけるには技術、知識、体力といった資質がすべてかかわってくるのだ。

臨機応変な対応が危機を防ぐ

何度も行ったことのある手術でも、患者さん一人一人はすべて異なった問題を持っている。そんな一人一人の患者さんの違いも、比較的簡単な手術であればあまり大きな問題にならないかもしれない。しかし難しい複雑な手術の場合、それぞれのケースの中で、手術中に臨機応変な対処が求められることが多い。過去、僕が手がけた手術を振り返っても、手術中の決断が成否を分けたことが数え切れないほどある。むろん、ここでいう決断力は、的確な判断力を前提としている。

前述した通り、僕は手術中、丁寧な止血を心がける。そのほうが患者の回復が早まることが多いからだ。だからといって、しつこく止血するのがどんな場合でも正しいかといえば、それは違う。

肝臓移植手術のプロセスには、悪くなった肝臓を摘出するという前半部分と、ドナーの肝臓を移植する後半部分がある。前半部分では肝硬変によって異常血管ができていたり、腹部の静脈の圧力が高くなっていたりして、出血を起こしやすい。小さな静脈に見えても肝硬変末期の状態では大出血することがある。もちろんこの段階の出血も最小限に抑えたほうがいいのだが、止血に時間をかけすぎたせいでやっかいな事態が起こることもある。

脳死ドナーからの手術の場合、取り出した肝臓が健康な状態を保つには時間的な制約がある。肝臓は特殊な保存液に漬けられて冷却されるが、保存時間は短ければ短いほどよいのだ。前半部分で止血に時間をかけすぎると、その間に肝臓が劣化して、結果として血流を再開したあとのドナーの肝機能の立ち上がりが遅れる場合がある。そうなると手術はさらに難しくなるし、患者の回復も遅れてしまうのだ。ドナーの肝臓が劣化する危険性があるのであれば、出血を恐れてゆっくり進んでいる場合ではない。少々雑になっても即刻患者の肝臓を摘出し、移植作業に入るべきなのだ。しかし、一方で出血があまりに多すぎてもいけないわけで、この判断は決して簡単ではない。

こんなとき決断力がものをいう。肝臓が劣化する危険と、ある程度の出血を容認する危険。それを比べて総合的に、しかし的確に即時に判断しなければいけない。どこの時点でその決断を下して、手術のペースを変えるのか。判断材料となるだいたいの基準はあるにしても、いつでも当てはまる普遍的な正解などない。その都度、患者の状態と全体の状況を見て次に何をすべきかを決める必要があるのである。こんな決断力を持てるようになるには経験に基づいた知識が必要だし、技術力ももちろんかかわってくる。即時の判断が必要なときは手術の速さがものをいうからである。

決断力の重要性を物語る事例をもうひとつあげよう。

何時間もかかった手術がようやく終わろうかというタイミングに、どうしてもこのままでは納得できないという部分を見つけることがある。たとえば血管と血管のつなぎ目がほんのちょっとだけねじれているとか、臓器や血管が然るべきスペースにきちんと収まっていないとか、ときにそれは些細に思えるようなことだ。手術助手も含めて手術室のみんなは、やれやれ終わったと息をつこうとしている。そこであえてやり直しを決断するのは簡単ではない。思い切りと、そして決断力がいる。場合によってはあえてやり直した結果が前よりも悪くなる可能性だってある。こんなときの決断力にも「経験知」と技術は確実にかかわってくるし、体力も影響を及ぼす。

19歳の女性に体外肝切除の手術を行ったときのことだ。彼女は肝臓がんの手術を受けたが再発し、死を待つばかりの状態だった。心臓の周りにも腫瘍が拡がり、抗がん剤による治療ももはや意味をなさない。「これから手術をするなど無謀だ」と、院内の医師たちには反対されたが、彼女を救うにはほかに方法がなかった。

開腹してみると状態は予想以上に悪かった。ひどい癒着にもガチガチに固まった腫瘍にも難儀したが、さらにひどかったのは心臓周囲の転移病巣で、これを剥離してゆくには途方もなく根気強い作業が必要であった。しかしそれでも何とか粘りに粘った末、腫瘍を剝離することに成功して、体外腫瘍切除を行った。ようやく終わりが見えたのは手術開始から24時間後のことだ。

よし！　とばかり僕は最終チェックを行った。誰もがもう終わったと思ってほっとしたとき、どうしても気に入らないところが見つかったのである。それは肝動脈の接合部だった。血管の拍動が微妙におかしかった。おそらく少しだけねじれがある。どうしたものか。そのとき僕はすでに体力の限界ギリギリのところだったし、血管は2㎜程度ときわめて細く、やり直すことで前より悪くなる可能性だってあった。放っておいても問題ないかもしれない……。でも僕はあえてやり直す決断をした。難しい吻合であったが無事成功した。結果として拍動は改善し、彼女はそんな長時間の難手術にもかかわらず、わずか2週間で回復して退院していった。

あのまま放っておいたらどうなっていたか。何も起こらなかったのかもしれない。でも僕はその決断は正しかったと思う。もしあの血管のつなぎ目が手術後につまってしまった場合、おそらく生命にかかわる事態になっていたからだ。そこまで大きく結果を左右する問題点を放置するわけにはいかないのだ。もちろん、やり直した結果さらに悪くなって血管が最終的につまってしまうようなことがあれば、やり直したことを後悔することになる。やり直しを成功させることができる自信と、それを裏打ちする技術と「経験知」が必要だ。そしてもちろん体力も……。そう、こんな決断力を持てるようになるには、技術、「経験知」、体力すべてが備わっていなければいけないのだ。

外科医は「パーフェクト」を目指すべきだ

「グッドの敵はパーフェクト」、アメリカ人の外科医たちは時にこんな言葉を口にする。「完璧な手術を目指すと、そのままでも問題がなかったものをかえって悪い状態にしてしまうことがある。まああの結果が出たところでやめておいたほうがいい」という意味だ。

僕はこの言葉が嫌いである。外科医は「パーフェクト」を目指すべきだと思う。「パーフェクト」にこだわりすぎた結果、「グッド」ですらなくなってしまうことは、現実の生活の中でもあるかもしれない。それなりにおいしいけれどひと味足りないスープができた。そのひと味を加えようと頑張ったばっかりに、かえっておかしな味になってしまった。そんな経験は誰にでもあることだろう。

すべてが台無しにならないように、「それなり」のレベルで満足しておくのが無難だということは日々の生活の中では確かにあるだろうし、外科の世界でもそういうことがあってもおかしくはないのかもしれない。

でもそれではいけないと、僕は思う。素人がつくるスープなら、無難なところで妥協しても仕方ない。でもプロの料理人がそうではいけないだろう。プロは自分が納得できないスープは出さない。おそらく一からつくり直すことを考えるだろう。外科医も同じだ。プロはあくまで「パーフェクト」を目指すべきだ。手術は完璧であるべきだと思う。もちろんすべてがいつも初めから完璧になるわけではない。でも、パーフェクトを目指さずにそこに到達することはありえないのである。外科医は「グッド」を「パーフェクト」にする技術を持っていなければいけない。部分的な不具合を直そうとして、全体の状態を悪化させてしまうようでは、プロとは呼べないのである。

手術の世界に多数決は通用しない

これも的確な判断力を前提としてのことだが、人の言葉に容易に左右されない信念、強いリーダーシップも外科医に求められる要素だと思う。

マイアミ時代にとても世話になった恩師が、かつて僕に言ったことがある。

「手術の最後に、どこかやり直すべきところが見つかったとき、助手に意見を求めても無駄だ。彼らは疲れているから、そんなことはない、大丈夫だと答えることが多い。聞いてもただ惑わされるだけだ。自分で考えて、自分で決めるんだ」

僕はこの教えを肝に銘じている。自分が納得できないことがはっきりしていたら、僕はあまり周りに意見を求めることはしない。すぐに決断をして、必ずやり直す。しつこく「パーフェクト」を目指す。それが執刀医の責任だと思っている。

移植医療はチームで行うものだ。僕も治療方針を検討する際は、チームのメンバーと十分に話し合うし、患者さんとその家族とも時間をかけて話し合う。ある程度成熟した優秀な人材の集まった医療チームがチーム力を最大限に発揮するには、お互いが相手の判断を信頼して受け入れる必要がある。チーム医療には信頼はかけがえのない要素である。

外科の手術にもお互いの信頼は欠かせない。しかし執刀医が手術中に決断を他人に任せることはできない。確かに執刀中でもほかの医師に意見を聞くことはある。しかし最終的に、決断を下すのはチームリーダーである執刀医だ。手術チームに民主主義はなじまない。多数決では決められないのである。

第11章

インフォームド・コンセント

「理解した上での同意」と訳す

インフォームド・コンセントという言葉が、日本でもかなり普通に使われるようになってきた。中には「ＩＣ」などと略す人もいる（アメリカではあまり聞いたことがないが）。インフォームド・コンセントは今後の医療の方向性である患者参加型医療の根幹をなすものである。だからその知識が広く浸透してきたのはとてもよいことだと思う。しかし僕は、インフォームド・コンセントの本当の意味が、日本ではまだ正しく理解されていない気がしている。

この言葉が日本に伝わった当初、インフォームド・コンセントは「説明された上での同意」と訳されることが多かった。試しにこの言葉が出てくる過去の新聞記事を検索してみると、「十分な説明に基づく同意」、「十分な説明と同意」といった但し書きがついていた。僕はこの日本語訳が誤解のもとなのではないかと思っている。

これはおそらく「インフォームド（informed）」という単語が受動形であることからきているのではないだろうか。「インフォーム（inform）」は「説明する」という意味だから、これが受け身なら「説明された」「説明を受けた」という意味になるだろうということでこういう日本語訳が生まれたのではないだろうか。

インフォームド・コンセントでいう「インフォームド」の正しい意味は、「知識を持っている」「理解している」ということで、説明を受けたという受け身の意味ではない。辞書で調べてもらえばわかることだが、インフォームドはインフォーメーション（情報）を持っているという形容詞であって、説明を受けたかどうかということはあまり関係ないと考えてよい。したがってインフォームド・コンセントは、「理解した上での同意」と訳すべきではないかと、僕は思っている。確かに、内容を理解するための情報を提供するのは医療従事者側である。そういう意味でインフォームド・コンセントに説明は欠かせない。だからといって、説明を受けていたって患者側が理解していなければインフォームドにはならない。この誤訳・誤解が、日本における患者参加型医療の定着の妨げになっているのではないかと、僕は思う。

　ところで皆さんはインターネットでよく見かける「利用規約」を読んだことがあるだろうか。ネット上で買い物をしたり、何かしらのサービスを利用したりするとき、やたらと文字数が多い「規約」画面が出てくることはよくご存じだろう。「同意しますか?」と聞かれて「いいえ」を選べば、そこから先には進めない。ならばとその長文をわざわざ読む人が、いったいどれだけいるだろうか。僕はほとんど読んだことがない。多くの人も僕と同じで、あまり深く考えずに「はい」を選ぶだろう。みんなサービスを利用したいと思ってそこにたどりつくのだから、内容を理解していなくても、ある程度信頼できる会社であれば「まあ大丈夫だろう」と思って同意するのである。

これでも僕は形の上ではインフォームド・コンセントをしたことになる。規約の内容に同意しているからだ。しかし、これは本当の意味でのインフォームド・コンセントとはいえない。長文の規約内容の説明がなされていても、僕がその中身を理解していないからだ。

手術前日に行われる「儀式」に意味はあるのか

ネット上で買い物をするとき、会社側が利用規約に同意させる理由はその後のトラブルを防ぐためである。同意しますかという質問に「はい」をクリックした僕は、同意内容に書いてあることに関して後であまり文句をつけられないことになる。まあそれでもちょっとした買い物くらいのことなら、さほどの問題はないのかもしれない。しかし医療行為というものは、生命にかかわることだ。医療訴訟を避けるための逃げ道として、医療従事者の防衛手段として、形ばかりの「インフォームド・コンセント」が行われているとしたら、それは本来の「インフォームド・コンセント」の趣旨とは大きくかけ離れたものになってしまう。

日本にいたころ、僕は研修医として手術の同意書を取る場に何度も立ち会ったことがある。今では少し違った形態もあるのかもしれないが、僕が日本にいた当時は手術の前日に患者さんと家族が呼ばれ、説明が行われる。病院側からは手術の責任者である医師（大学病院なら教授、民間病院なら外科部長など）のほか、担当医、看護師などが同席する。医師は手術の説明をし、患者さんたちはそれを静かに聞く。その後、患者さんや家族側から少し質問が出ることがあるが大きな議論になることはなく、最終的に患者さんが同意書にサインして、あるいは印鑑をついて終わり、という流れだ。その間、担当の看護師が説明内容のメモを取る。

このやり方で本当の意味での「インフォームド・コンセント」が得られるだろうか。そもそもおかしいのは、これが手術の前日に行われるということだ。明日は手術という状況で説明を受けて、そこで疑問が生じたからと同意を拒否することは、ほぼ現実的には不可能である。説明前に本人も家族もとっくに、手術を受けるつもりでいろいろ準備している。だいたい病院側だって、何日も前からその手術をスケジュールに組み込んでいるわけで、その場でキャンセルされることなど、まったく想定していないのだ。

また、専門家がたくさんいる部屋の中で粛々と看護師がメモを取っている状況では、患者やその家族が自由に質問をする雰囲気になどならない。結局のところ、家族は内容を理解していなくとも同意してしまうことになるのではないだろうか。「この病院の先生の言うことならまあ大丈夫だろう」「この先生は信頼できそうだから」「四の五の言うより早くやってもらったほうがいい」……などと。これでは結局インターネット上の規約に同意するのと、何も変わらないのである。

僕は、患者さんから手術の同意書を取るときにはあまり説明をしない。以前、日本のメディアの人が取材に来たとき、彼の目の前で患者さんから同意書を取ったことがある。それがあまりにあっけなく終わったものだから、彼は驚いた。「アメリカはインフォームド・コンセントがずっと進んでいる国だから、同意書を取るときにはもっと時間をかけるものだと思っていました」と。

法律上のことはともかく、僕は手術の直前に取る同意書はさほど重要だと思っていない。患者さんに手術の内容を理解してもらうためのプロセスは、もっと前から行うべきもので、手術直前の段階にはとうにすんでいるからだ。

それは患者さんと初めて会い、診察する日から始まる。そしてこの最初の日が実は一番肝心だ。そこでどれだけ相手の話を聞けるか、こちらがわかりやすく説明できるかが問われる。本物のインフォームド・コンセントが得られるかどうかは、そこでいかに時間を費やすことができるかにかかっているのである。初めて顔を合わせるときに手を抜かず、患者さんと正面から向き合うことは、確かな信頼関係を結ぶ上でとても重要である。

患者に質問を求めることの大いなる意味

インフォームド・コンセントという概念が、アメリカで広まった背景には、確かに医療訴訟の問題もあったと思うが、基本的にはこの国の医療現場に育っていた患者参加型医療への志向があった。治療方針を検討する際には、患者とその家族にも当事者として参加してもらう。医師は彼らの意見や希望をとり入れて治療方針を決め、その中身を十分説明する。その上で、お互いの理解と納得を前提に医療行為を行おうではないかというわけだ。

ここでちょっと首を傾げる人もいるかもしれない。専門家たる医師が、なぜ素人の言うことをそこまで重んじる必要があるのか？　「どういう治療を好むか」という希望を聞くだけならともかく、それ以上の意見まで言わせたらかえって混乱しないか……？

もちろんこれには理由がある。ひとつには、治療の成否には患者さん本人の心理状態が影響する。自ら選んだ治療なら、よりじっくりと取り組める。そうすれば成功率も上がることが多い。もうひとつは、患者さんの意見や判断はえてして、医師のそれに勝ることがあるからだ。

医師は日々何人もの患者を診る。ひとりの人に注ぐエネルギー、注意力にはおのずと限界がある。大事なことを見落としていたり、その結果判断を誤ったりする危険性は常にある。その点、病に苦しんでいる本人は、だれよりも真剣に自分の状態を見ている。現状をつぶさに把握しているし、ちょっとした異常にも気づきやすい。加えて深刻な病気を長期的に患っている人ほど、熱心に情報を集めていたり、病気に対する勘や判断力が研ぎ澄まされていたりということもある。それは患者を支え、寄り添う家族たちについてもいえることだ。

ただ、患者に決めてもらうというのは医師の責任逃れのためではない。僕は十分に説明した上で、いくつかの選択肢がある場合、自分はその中で何がよいと思っているかを必ず話す。中には明らかにその選択肢がよいといい切れる場合もあるし、僕自身に迷いがあることもある。そんなとき、僕は迷いがあることも含めて伝える。明らかにこれがよいとすすめても、中には納得してくれない患者さんもいる。そんなとき僕はとことん時間をかけて説明する。場合によっては日をあらためて再度説明しなおす必要のあることもある。そんな患者の中には、自分の希望通りの治療をしてくれるほかの医療施設を探してそちらに行ってしまう人もいる。でもそれはそれでまったく問題のないことだと、僕は思う。

患者参加型の医療は患者側に判断を丸投げして、医師が責任を逃れるということではないし、サービス業のように患者の望む医療であれば医師側は何でもするということでもない。医師側、患者側双方がお互いに納得して治療に当たるということだ。当然、医師側がこうすべきだと思うことは伝えるべきである。そして、お互いの気持ちがぴったりと合って納得して治療が受けられるとき、本来の患者参加型の医療が始まると、僕は思う。

いずれにしても医師と患者の密なコミュニケーションは、患者参加型の医療を支える最重要の要素のひとつであり、同時にインフォームド・コンセントの大前提なのである。

アメリカの医師は診察の際に、決まって患者から質問を求める。これは対話を重視する姿勢の表れである。一方的に話をするだけでなく、相手から質問してもらうことによって、コミュニケーションは一気に濃度を増す。少し診察が長引いたとしても、このことで互いの理解をより深められることの意味は大きい。

僕も診察のたびに、必ず「何か質問はありませんか」と患者さんに問いかけることを心がけている。自分から質問をするのはためらう人でも、こちらから促せば何かしら聞いてくる。患者さんに質問をしてもらうことには計り知れない大きな意味があると、僕は思う。彼らが疑問に思っていること、なんとなくひっかかっていることを、自分の言葉で表現した質問には、重要なポイントが含まれていることが多い。実際、質問されたおかげで大事なことに気づくことはよくある。

患者さんが治療のことや手術のことを、どこまで理解しているかがわかるのも、質問してもらうことの効用のひとつだ。今ひとつ理解されていない、あるいは誤解されているとわかれば、こちらも相応の対処ができる。

知らないことを言われると怒る医者がいる

近ごろよくある質問に、こんなものがある。

「ネットを見たらこんな方法が書いてありました。今日の説明には出てきませんでしたけど、先生はどう思いますか？」

今どきの患者さんはかなりの率で、病院に出向いて診察を受ける前にインターネットで情報を調べる。そこで見つけた情報と医師の説明がくい違うときには、どういうことかと聞いてみたいのが人情というものだろう。

中には（アメリカでは少ないが）、医師に気を遣って口をつぐんでしまう人もいる。目の前にいるのはその道の専門家だ。せっかく丁寧に説明してくれたあとに、素人が余計な質問をするのは気が引ける。あるいは、機嫌を損ねたらやっかいだからと、あえて言わなかったりすることも、あるようだ。

こういう人がいることも、医師は念頭において診察すべきだ。まずは気軽にどんな質問でもできるような雰囲気をつくることがとても大事である。また、先ほどもいったように、それでも遠慮してしまう人や質問をし忘れていた人のために、質問を促してあげることもとても大切なのである。

ネットに書いてあったと患者さんが言っていたことを医師が知らなかった場合、医師としてはかなり気まずい雰囲気になるのではないだろうか。そんなとき、医師はどう対処すべきだろうか。よく聞く話では、ネットの情報など信じてはだめだとことさら否定する医師、中には怒り出してしまう医師もいるようだ。しかしそれでは信頼関係を損なうばかりである。怖くて質問もできないような相手、自分の言うことを頭ごなしに否定する相手を、心から信頼できるはずはない。

そんな患者さんの疑問をそのままにしておくと、後々大きな問題になる可能性がある。仮に手術後の結果がよくなかった場合、「自分が受けた手術とは違うこういうやり方もあった。どうしてあの医師はこのやり方を考えてくれなかったのか。あの医師はちゃんと情報を調べていたのか？」といった不信感があとになって芽生えてくることがあるのだ。

診察の場で患者さんから、聞いたことのない治療法や手術の手法について質問されることは僕にもある。僕だってちょっと知ったかぶりをしたくなることもあるけれど、そこは努めて正直に、知らないことは知らなかったと認めることにしている。「それは知りませんでした。調べてみましょう」と、ときにはその場でネットを検索したりする。

そのせいで「なんだこの医者は、こんなことも知らないのか」と幻滅されるようなことは、多分ない。また、仮にあったとしても、きちんとしたサイトに書いてあることを本当に自分が知らなかったのなら、そのこと自体が問題なわけで、そのままにしておいたらまずい。しっかり読んで勉強しておいたほうがいいに決まっている。

患者さんの質問に悪い質問はないと僕は思う。質問自体が的外れであっても、そのことがきっかけで相手の理解度を知ることになる。相手が理解していないならば説明の方法を変える必要があるからだ。

そうやっていったん強固な信頼関係を築くことができたら、それは治療の上で大きな力になる。医療を提供する側と患者さんの気持ちがぴったりと合っているときには、医療チームは患者さんとその家族と一緒に闘っているような心強さを感じる。医療チームを患者さんが後押ししてくれる。そんな気持ちになれるとき、医療チームはより力強くなるのである。

第12章

ニューヨーク
シティマラソン

図９　ニューヨークシティマラソン コースマップ

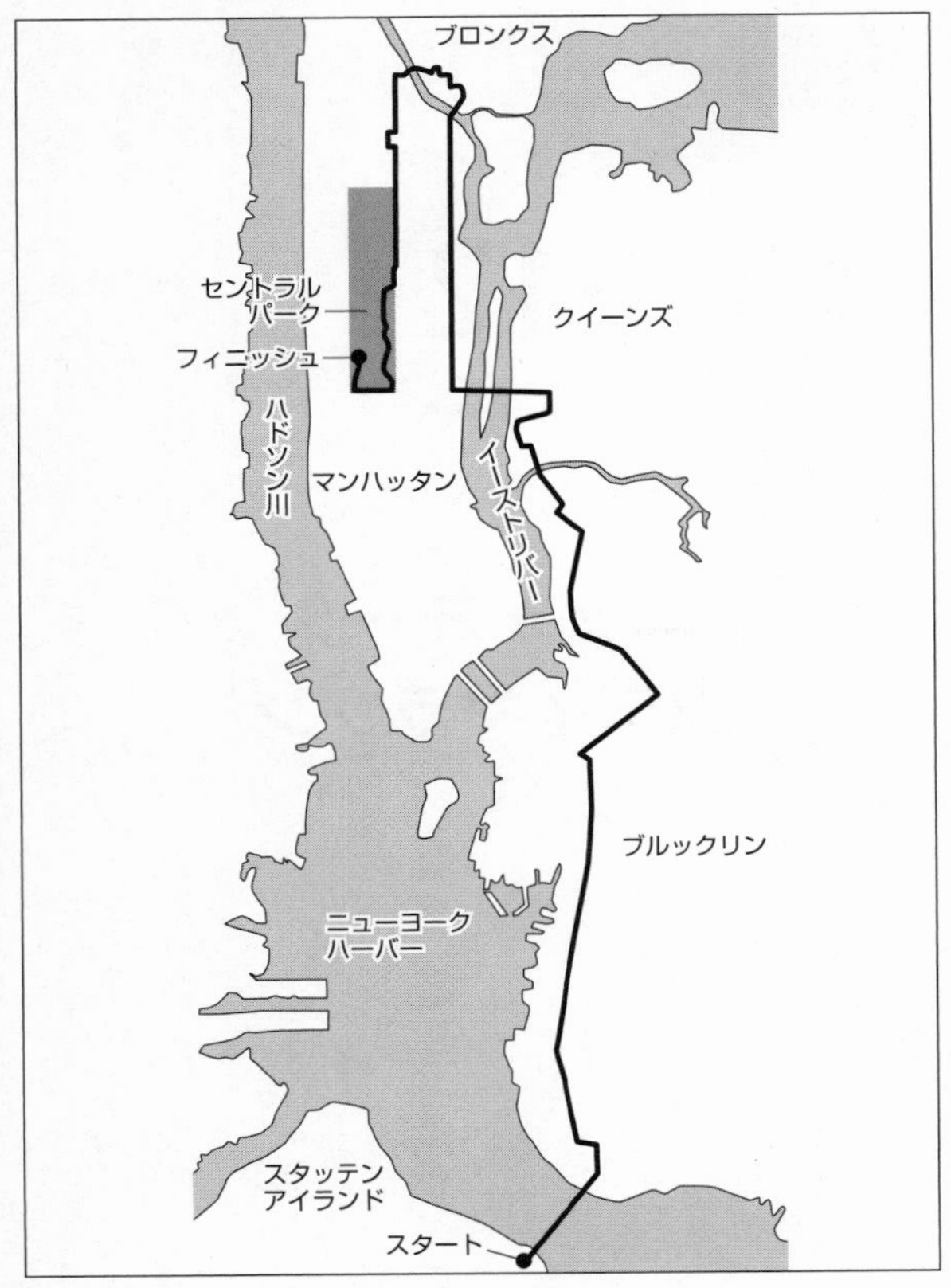

スタッテンアイランドの橋をスタートしてブルックリン、クイーンズ、ブロンクスを走り、マンハッタンのセントラルパークにフィニッシュする

2012 New York Road Runners のコースマップより

ニューヨーカーの憩いの場セントラルパーク

夏の終わりから秋口にかけての時期、ニューヨーク・セントラルパークでは、週末に園内を走るウイークエンドランナーが急増する。

もともとニューヨーカーは走るのが大好きだ。この街に住むようになって驚いたのは、趣味で走る人がとにかくたくさんいることだ。

ご存じのようにニューヨークは、高層ビルが林立する大都会だ。屋外で何かスポーツをしたいと思っても、たとえば球技などを本格的にできる場所は限られている。ちょっと意地悪な見方をすれば、この街ではほかにできることがないから、走るのが好きにならざるをえないのかもしれない。

そんなニューヨークのランナーが集まるのが、セントラルパークだ。セントラルパークといえば、ニューヨーカーの憩いの場というイメージがある。そこを走るというと、思い浮かぶのは「のんびりジョギング」という風景ではないだろうか。

ところがどっこい、実際に走ってみると、セントラルパークのランニングコースはそんなイメージとは程遠いかなりの難コースだ。なめてかかるとかなり手痛いしっぺ返しを食う。

ニューヨークに何度も来たことのある人でも案外気づかないのだが、もともとマンハッタンにはかなりのアップダウンがある。ワシントンハイツと呼ばれる高台と低地にあるハーレムの高低差は、なんと80mほどに及ぶ。セントラルパークの中のアップダウンもかなりのものである。そのパークの中を一周する約10kmのコースはニューヨークのランニングコースとしてはかなりの難関コースのひとつである。

ニューヨーク市をあげての一大イベント

さて、そんなセントラルパークを走るウイークエンドランナーが秋口に急増するのは、11月の初めにニューヨークシティマラソンがあるからである。実は僕もニューヨークに来てからそんなランナーの仲間入りをすることになった。

ニューヨークシティマラソンはボストンマラソンと並んで、たくさんの市民ランナーが走る有名なシティマラソンのひとつだ。近年、参加者は4万人を超える。

ニューヨーク市にはボロウと呼ばれる5つの行政区がある。マンハッタンの南の方にあるスタッテンアイランド区、そしてマンハッタンの東側をとり囲むように並ぶブルックリン区、クイーンズ区、ブロンクス区、そしてマンハッタン区である。

マラソンではこの5つのボロウすべてを走る（図9）。スタート地点はスタッテンアイランドのベラザノ・ブリッジという橋のたもとである。もっともスタッテンアイランドを走るのはこのスタート地点だけで、すぐに橋を渡ってブルックリンに入る。そしてこのブルックリンを抜けるまでが長い。

ニューヨークシティマラソンを走ってみると、沿道の声援のすごさに驚く。僕のような素人のランナーでも大歓声で迎えてくれる。またそんな応援している人たちの雰囲気が、エリアごとに変わっていくのを見るのもまたおもしろい。

ニューヨークは人種の「坩堝（るつぼ）」といわれる。マンハッタンにもイタリア系、ユダヤ系、中国系など多彩な人種が暮らしているが、ニューヨーク全体からすれば〝坩堝〟というほどではない。というのもマンハッタンの中は家賃がとても高いから、あまり収入のない移民たちが住むのは難しいのだ。多くは周辺部に流れていかざるをえない。

そういうわけで彼らが今、もっともたくさん住んでいるのはブルックリンとクイーンズである。いろいろな人種がひしめいている、このあたりを走るのがなかなかおもしろい。住んでいる人種によって街の表情がいろいろに変化していくのである。

明らかにヒスパニック（ラティーノ）の住む地区があったかと思えば、黒人地区があり、ちょっとおしゃれな若者が集まる地区がある。いかにも高級住宅街らしい地区を通りすぎると、伝統的なしきたりを守っているユダヤ人ばかりが住む地区が見えてきたりする。

もちろんマラソンなのでゆっくり沿道の風情を楽しむというわけにはいかないのだが、それでもバラエティに富んだ街の風景が目の前を流れていくというだけで、時間がたつのが早く感じられ、長距離を走る苦しさがいくらか和らぐ。

ブルックリンを過ぎてクイーンズに入ると、ほどなくクイーンズボロウブリッジにさしかかる。この橋でイーストリバーを渡れば、そこはもうマンハッタンだ。この時点でスタートから約25㎞。ご存じのようにマラソンは42・195㎞だから、ようやく半分を少し過ぎたことになる。

ここに入るまでは住宅街の中も含めた比較的狭い道を走るのであるが、マンハッタンに入ってファーストアベニューに出ると初めて大きな道路になる。そしてここからがまた圧巻なのである。沿道を埋め尽くした人の数がすごいし、またビルの上からもたくさんの人が首を出して応援する。バンドの演奏もあちこちであり、ちょっとしたパレードの中にいる気分だ。もちろん走っている側はかなり疲れが出てくるころなのだが、それが本当に吹き飛んでしまうような特別な気持ちになる。

そこからマンハッタンを北上してブロンクスに入りそこを小回りしてまたマンハッタンに帰ってくる。そこからはもうあと少しである。ところがこの「あと少し」がただものではない。35㎞を過ぎたあたりからセントラルパークに入る38㎞ぐらいまでの間が延々上り坂なのである。マンハッタンの中でハーレムは低地にあると述べた。ちょうどこのあたりがハーレムでそこから上りになるのである。この上り坂が終わってようやくセントラルパークに入り、パークを半周してゴールとなる。

「チャリティ枠」から参加申請

僕がニューヨークシティマラソンに初めてチャレンジしたのは、２００９年のことだ。走るのは決して嫌いではないにしても、それまで長距離を走ったことはなかった。それどころか、それまで走った長距離走の最長は高校時代の５km走だったから、かなり無謀なチャレンジだった。

そんな僕がマラソンに参加しようなどと考え始めたきっかけは、ニューヨークに来て、あまりにも多くの人が街や公園で走る姿を目にしたことだったと思う。彼らに触発される形で、いつしか僕も走りたい気分になっていた。

もちろん、参加すると決めたからといって、誰もがマラソンに参加できるわけではない。かなりハイレベルの公式記録を持っているか、ニューヨーク・ロードランナー協会（ＮＹＲＲ、ニューヨークシティマラソンの主催者）が主催するレースに定期的に出ているか、抽選に当たるかしないと、基本的には参加できない。

ただ、それらとは別にチャリティの参加枠というものがある。何かしらの財団のために寄付を集めるということで、特別に参加が認められるものだ。たとえば白血病撲滅、子どものがん患者のサポートなど、テーマごとにいくつかの枠がある。僕はアメリカ肝臓病財団のチャリティ枠から参加した。この財団は肝臓病の研究、啓発活動のための基金で、僕はそれまでにもここの募金活動に協力したことがあった。アメリカではこのようなチャリティのスポーツイベントがよく行われている。病気と闘う患者さんや医師たちが参加し、大会を盛り上げると同時に支援を訴え、寄付を集めるのである。

参加すると決めたのは、申し込みの締め切り間際の8月末だった。「まだ枠が余っているので、参加しませんか」という肝臓病財団からのメールを見て、軽い気持ちで申し込むことにした。目的はあくまで、募金に協力することだった。だから、完走できなくたっていいんだ、募金が集まりさえすればOKだ、と思っていた。あとから思えば、初めてフルマラソンを走るにしてはかなりいい加減な心構えだったと思う。

そんな具合だから、自分がマラソンを走るということを現実的に考え始めたとき、「これはまずい」と焦った。先にいった通り、走ることは嫌いではないのだけれど、それまではせいぜい、一度に1～2km程度しか走ったことがなかった。10km、20kmという長い距離は未体験であり、ましてやフルマラソンなど想像を絶する世界だった。

しかし、チャリティ枠でマラソンに参加するというのは、そんないい加減な気持ちですまされるものではない。もともと僕は肝臓移植をやっているのだから、肝臓病財団の人たちにはよく知られている。「あの加藤医師が参加する」ということが伝わるなり、みんなが応援してくれるようになる。参加登録をするとまずはトレーナーからのメールが週に2、3回届くようになる。トレーナーもボランティアだ。

そして9月になると、500人も集まる財団のイベントで僕がマラソンに参加することが公表されてしまったのである。イベントにはニューヨーク中の病院関係者や医師、患者たちが参加していた。またこのとき知ったのだが、マラソンに参加する人の中には肝臓移植を受けた患者さんもいた。完走できなくてもいいやと思って参加を決めた僕だったが、こうなるとやっぱり走りきらないとかっこうが悪い。そして、今さらやめるわけにもいかない。もはやあとには引けないのである。

本番2週間前の大手術で、完走を確信

9月の終わりになっても、僕のトレーニングは遅々として進まなかった。移植外科医の毎日はとにかく忙しい。手術、回診、外来と息をつくヒマもない。ときには緊急手術が入ったりもする。週末も含めて、丸一日休めることなどほとんどないのが実情である。したがって、走るための時間もなかなか取れない。それでも何とかやりくりをして、出張先やたまの休日に走った。

本番では40km以上走るのだから、少しずつ走る距離を伸ばしていかなければならない。10kmまでは問題なくいけたが、初めて20km走にチャレンジしたときは、完全に失敗した。初めに飛ばしすぎたせいで10kmを過ぎたころからまったく走れなくなり、あとは歩くのが精一杯だった。

もう間に合わないと、半ば完走をあきらめかけていた。

そんな僕に転機が訪れたのは、マラソンの2週間前に執刀したある手術のときだった。

本番まで2週間を切ったころ、ダルシーという女性の手術を手がけた。ネブラスカ州からやって来た彼女は、当時30歳。ほかの患者さんと同様、いくつもの病院で手術を拒まれた末、僕のところにやって来た。そして、前述したような腫瘍の体外切除手術が必要だった。彼女の腫瘍も、複数の臓器と、それらをつなぐ大きな血管を複雑に巻き込んでいた。そんなダルシーの手術をやり終えたとき、僕はマラソンを完走できると確信したのだった。

ダルシーの場合

ダルシーは2歳のときに神経芽細胞腫（しんけいがさいぼうしゅ）という悪性腫瘍を患い、手術を受けた。さらに化学療法と放射線療法も受けていた。神経芽細胞腫は子どもの悪性腫瘍としては比較的多いタイプのもので、中には治療の難しいケースも少なくない。幸い彼女の場合は完治し、大人になるまで何の問題もなく過ごすことができた。

彼女は20歳代で結婚したが、結婚後すぐには子どもができなかった。妊娠は何度かしたが、子どものころに受けた治療の影響なのか、流産したり早産だったりと、無事に産むことができなかった。それでも数年後、ようやく男の子を授かった。

彼女の身体に異変が起こったのは、息子が6歳になり、子育てが一段落したころだった。おなかが張って、上腹部がいつも痛むようになった。初めはあまり気にしなかったというが、痛みがしだいにひどくなったため、医師の診察を受けることにした。

検査の結果、膵臓の頭部に大きな腫瘍があることがわかった。それは膵臓頭部を通る重要な血管を巻き込んで、肝臓に達していた。

第3章で述べたように膵臓は頭部・体部・尾部に分かれる。中でも頭部は、さまざまな血管や消化管が通る腹部内臓の中にあって、いわば交通の要衝である。小腸から栄養分を含んだ血液が通る上腸間膜静脈という血管が、脾臓からくる脾静脈という血管とここで合流して門脈という大きな血管になり、肝臓に流れ込む。また、肝臓でつくられる消化液である胆汁と、膵臓でつくられる消化酵素を含む膵液も、膵臓の頭部で十二指腸に流れ込む（169ページ図10）。

組織を取って調べたところ（これを生体組織診断、あるいは生検という）、腫瘍は幸い良性腫瘍であることがわかった。できた原因は不明であるが、小児期の放射線療法の影響である可能性も考えられた。

良性腫瘍は悪性腫瘍と違って、特別に大きくなることはほとんどなく、転移することもない。できる場所や腫瘍の種類によっては、そのまま放っておいてかまわないものも多い。

腫瘍のせいで血管が閉塞。手術が急がれる

しかしダルシーの腫瘍は、良性であってもできた場所が悪かった。

腫瘍は多くの血管を巻き込んでいた。上腸間膜静脈と脾静脈、そして門脈も巻き込まれていたために、どれもが閉塞していた。胆管も腫瘍に圧迫されているせいで、肝臓の外では細く、肝臓の中では拡張していて、胆汁がうっ滞していた。

上腸間膜静脈、脾静脈、門脈の閉塞と聞いて、第5章でとりあげたヘザーのケースを思い起こした方もいるだろうか。そう、ダルシーもまたヘザーと同様、静脈に血液のうっ滞が起こり静脈圧が上昇する状態、すなわち門脈圧亢進症を起こしていた。

ダルシーやヘザーの場合、門脈に合流する上腸間膜静脈と脾静脈が、合流部でともに閉塞していた。そのため静脈のうっ滞は、上腸間膜静脈と脾静脈で起こっていて、門脈

図10　膵頭十二指腸とともに肝臓を体外に取り出して腫瘍を切除

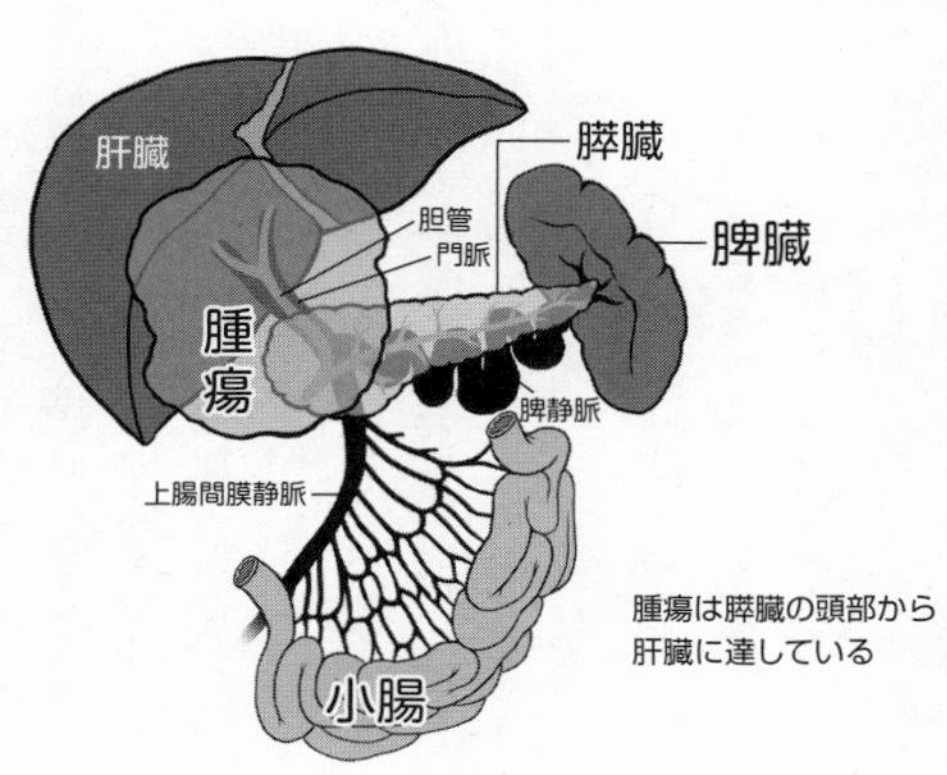

そのものの圧が高いわけではない。それでも同じような症状を呈するので、この場合も門脈圧亢進症と呼ぶのである。

門脈圧亢進症はいろいろな原因で起こるが、その症状は共通している。ひとつは脾臓が腫れて大きくなる脾腫である。脾臓から門脈を経由して肝臓に入るはずの脾静脈がうっ滞するため、血液が逆流して脾臓が腫れて大きくなる。長期にわたって門脈圧亢進症が続くと、正常の10倍ぐらいまでふくれ上がってしまうこともある。

食道静脈瘤（しょくどうじょうみゃくりゅう）の破裂という事態も懸念される。脾臓の周囲の静脈を流れる血液は、本来なら門脈を抜け、肝臓を通って心臓に戻ってゆく。しかし、門脈の閉塞でいき場を失った静脈血は、心臓に還（かえ）るために別のルートを流れざるをえない。それを側副血（そくふくけつ）

行路（こうろ）という。

脾臓周囲の血液が心臓に還る側副血行路のひとつに、胃の脇から食道の静脈を介して心臓に還るルートがある。門脈圧亢進症になると、大量の血液がこの部分の血管に流れ込む。しかし、食道周囲の静脈はそれほど大量の血液が流れるには太さが足りない。そのため静脈がこぶ状に腫れ、さらに進めば破裂してしまう。結果、食道の中に大量の出血が起こる。これが食道静脈瘤の破裂だ。

ちなみに、門脈圧亢進症を引き起こす疾患のひとつに肝硬変がある。肝硬変になると血を吐く、という話を聞いたことがあるかもしれないが、これは肝硬変による門脈圧亢進症が食道静脈瘤を生じ、それが破裂した結果の吐血だ。

ダルシーの場合、脾臓はすでに大きく腫れあがり、食道と胃には静脈瘤ができていた。加えて前に触れた通り、胆管が圧迫され肝臓内に胆汁がうっ滞していた。治療には手術が必要だった。

しかしここで大きな問題があった。腫瘍の拡がりである。腫瘍は大きく、膵臓の頭部だけでなく肝臓にまで達していた。そしてこの腫瘍は前述した門脈だけでなく、肝臓に大動脈からの血液を送る肝動脈をも巻き込んでいたのであった。

ダルシーは主治医の紹介を受けたいくつかの病院で、外科医の診察を受けた。しかしどの病院でも、手術はできないと言われた。主治医はミネソタ州にある有名な病院にもダルシーを紹介したが、やはり結果はノーであった。

それでもダルシーの主治医はあきらめきれずに、手術に応じてくれる医師を探した。そのうちインターネットやニュースで僕の存在を知り、連絡してきたのである。

「ひとり息子のために生きたい」ダルシー

ではなぜダルシーの手術をほかの外科医は断ったのだろうか。それは腫瘍を切除するためには肝臓にいく血管をすべて切除しなければならないからだ。膵臓の頭部に腫瘍ができることはよくある。前述のように膵臓の頭部はたくさんの血管や消化管が交差点であり、膵臓の頭部にできた腫瘍を切る手術は決して簡単ではない。それでも膵頭十二指腸切除という手術法があり、この手術は一般的に行われている。ダルシーの場合、問題は腫瘍が肝臓にいく動脈や門脈を巻き込んでいたことだった。門脈までだけなら、門脈を切除再建して腫瘍を取ることはあるが、肝動脈が巻き込まれている場合はそうはいかない。腫瘍を肝動脈からはがせなければ、普通のやり方では膵頭十二指腸切除はできない。だからダルシーの手術は不可能とされたのだった。

しかし、こんな場合でも手術を可能にする方法がある。ここまでに何度か紹介した「体外切除」がそれだ。

まず腫瘍と一緒に血管が巻き込まれている臓器を切り取る。体外に取り出したそれを、臓器移植に使う特別な保存液に漬け、あわせて氷で冷やす。こうすると臓器は、血液が通っていなくとも壊死することがない。そのまま体外で腫瘍を切除したら、臓器移植の場合のように、臓器を再び体内に戻すのである。

ダルシーの場合、まずは肝臓を腫瘍とともに取り出す。このとき、腫瘍に侵された膵臓の頭部も、膵頭十二指腸切除でするのと同様に切除する。それから体外で肝臓を腫瘍から切り離したら、その肝臓をまた体内に戻す。ここでやることは肝臓移植と同じだが、本人の臓器を再び本人の体内に戻すのだから自家移植ということになる。あとは膵頭十二指腸切除と同様、消化管を再建すればよい。

結果として、肝臓が一時的に体外に取り出されることを除けば、膵頭十二指腸切除を受けたのと同じことになる。

ただし、彼女の場合はそれだけではすまない。脾臓からくる脾静脈が途中で詰まっているため、この静脈の脾臓側を腎臓からくる静脈につなぐ手術もやらなければならない。さらに、腫瘍に巻き込まれていた左側の肝臓にいく左肝動脈も、肝臓の左側半分を切除する必要があった。

さて、こんな体外切除をほかにやる施設はない。そんなわけでダルシーはニューヨークまで来る必要があったのである。そんな大変な手術である、普通に手術の手順をこなすだけでも12時間以上かかる。ダルシーの場合、さらに大きな問題があった。ひとつには門脈圧亢進症。そして小児期に受けた手術と放射線療法からくる癒着である。門脈圧亢進症のある手術は難しい。腹部の静脈がうっ滞して圧が高まっているため、小さな血管からでも大出血する可能性があるからだ。また、いったん腹部の手術を受けるとおなかの中に癒着が起こる。これによって組織と組織を剝離するのが難しくなる。さらに放射線療法は組織と組織の癒着を助長するからその後の剝離はさらに難しくなる。

いかに困難な手術であるかは、もちろん、とうにダルシーに伝えてあった。しかし彼女に迷いはなかった。彼女は僕にひとり息子の写真を見せた。

「もちろん手術は怖いわ。でも息子のために、私は死ぬわけにはいかないの」

「あなたは私のスーパーヒーロー」と彼女は言った

ダルシーの手術は想像を絶するものだった。放射線療法からくる癒着がひどく、組織の剝離は遅々として進まない。門脈圧亢進症による大出血の危険があるため、とにかく時間をかけて一度に数ミリ単位の癒着剝離を地道に進めていくしかなかった。結局、腫瘍と肝臓を取り出すことができたのは真夜中をはるかにすぎた明け方近くだった。そこから肝臓を戻した上で消化管再建をする。しかしここでも問題があった。

膵頭十二指腸切除では、膵臓の頭部を切除した後に残った膵臓の尾部を小腸につなぐことになる。しかし、膵臓に本来なら存在しないはずの異常血管が生えていたせいで、膵臓を小腸にうまくつなげない状態だった。両者をつなぐには、糸と針を使って縫いつける。それには当然、ある程度の「縫い代」が必要になる。しかし、異常血管があるために縫い代を十分に確保できなかった。

そのまま無理に縫いつけたら、膵液が体内に漏れ、合併症を引き起こしかねない。何とか異常血管を取り除いて、十分な縫い代をつくる必要があった。しかし、それは困難をきわめた。膵臓の組織から異常血管をはがそうとしても、なかなかうまくはがれない。仮に血管が破れてしまえば大出血を起こしてしまう。

異常血管を剝離せずにすむ方法もあった。それは膵臓の全摘出、つまり膵臓をすべて取ってしまうという方法だ。そうすれば膵臓から異常血管を取り除くという難題から、解放され大出血のリスクを冒すこともない。

ヘザーのケースのように、腫瘍に侵されているせいで膵臓をすべて取らざるをえない場合もある。しかし、膵臓をすべて取ってしまえば糖尿病に侵されるというリスクがある。ダルシーの場合、うまく剝離さえできれば糖尿病になることを避けることができるのだ。手術開始からはすでに24時間がたっていた。でも僕はそこであえて剝離する方法を選んだ。

剥離にはさらに数時間を要した。しかし剥離は無事終了して、膵臓と小腸を完全に吻合することができた。

すべての作業を終えたとき、外はすでに日が暮れていた。前日から始めて手術時間は30時間を超えていた。その間、20分ほどの休憩を何度かとったが、あとはずっと立ちっぱなしでの手術だった。

手術のあと、ダルシーは順調に回復した。今はネブラスカ州に戻って、一人息子と元気に暮らしている。

「ドクターは私に第二の人生をプレゼントしてくれた。私のスーパーヒーローよ」

彼女はそう言った。

この手術を終えたとき、僕はフルマラソンを完走できることを確信した。もう、なぜだかおわかりだろう。ゆっくり走ればよいのだ。でもいくらゆっくり走ったって30時間もかかるはずはない。30時間立ちっぱなしで手術ができるなら、フルマラソンが走れないわけはない。

手術から2週間後、ニューヨークシティマラソンの日がやってきた。

僕のようなビギナーは先頭でスタートするグループからははるか離れた、ほとんど最後尾から走り始めることになる。号砲が鳴ったのは朝の10時だが、僕がようやくスタートラインを過ぎたころには、11時を過ぎていた。

すでにこの段階で息を切らせながら、しかし僕は元気だった。

前述したようにニューヨークシティマラソンの醍醐味(だいごみ)は、どこまでも熱い沿道の声援にある。そしてその熱は最後部をのろのろと走るランナーにも向けられる。おかげで僕は、ずいぶん元気づけられた。

コースには1マイルごとに、水分補給のためのドリンクが用意されている。食べ物はかなり最後のほうまでない。しかしそれとは別に、親切な沿道の人たちが飲み物や食べ物を手渡してくれたりもする。

初めてマラソンに参加した僕はどう食べ物の調整をしてよいかわからず、食べ物を持って走ってはいなかった(もちろん炭水化物をレースの数日前からたくさんとっておくといい、なんていう知識もまったくなかった)。するとハーフを過ぎたころからかなりおなかがすいてきたのである。そんなとき、沿道の人がお菓子を手渡してくれた。そして、それを口にした途端に力が湧き出てきた。

そして、最後の上り坂も何とかこなし、無事、42・195kmを完走した。あたりは夕暮れに近づいていた。もちろんひどいタイムだったけれど、いうまでもなく30時間よりはるかに短い時間だ。

完走した翌日は、全身の筋肉痛に悩まされた。特にきつかったのが階段の上り下り、特に下りだ。前を向いて下りると痛くて仕方がなかったので、後ろ向きで下りたりした。足の指の内出血にも悩まされた。結局足の爪はほとんどはがれてしまった。

でも僕はそんなふうに痛みに耐えながら、ダルシーの手術のことを考えていた。24時間を超えて直面した膵臓の異常血管。膵臓の全摘出を避けるために気力を振り絞って何とかやり通せたこと。長時間にわたる外科手術は気力・体力の限界への挑戦でもある。手術とマラソン。そこには共通するものがあるのだ。

あれ以来、僕は毎年、肝臓病財団を通じてニューヨークシティマラソンに参加している。あいかわらず練習不足ではあるが、走るたびに20分か30分、タイムは着実に縮まっている。真剣にマラソンをやっている人に比べれば僕のマラソンはまだまだ遊び半分だが、けっこう最近は、はまっているのだ。ニューヨークにいる限り、いやどこに行っても、僕は走り続けるのだろう。

単行本あとがき

本書は、２００９年から２０１１年までの３年間、読書ＰＲ誌「青春と読書」（集英社）に４カ月ずつの短期連載として書いた「先端の手術現場から」「先端医療の現場から」「続　先端医療の現場から」を基に書き改めたものである。僕は今までに２冊の本を執筆した（『移植病棟24時』『移植病棟24時　赤ちゃんを救え！』〈ともに集英社〉）。この２冊はともに、マイアミで僕が出会った患者さんたちの物語をまとめたもので、より多くの日本人に臓器移植を理解してもらうということを目標に書いたものである。２冊目の本を書き終えたころから僕の外科医としての仕事に転機が訪れることになる。本書に書いたように、少しずつ僕のところに、ほかで手術を断られた腫瘍の患者さんたちが来るようになったのである。ただ、転機といっても医師としての僕のやり方が変わったわけではない。本書を読んでいただいた方にはおわかりのように、それまでのやり方を続けているうちに自然に（偶然もあるのかもしれないが）そういうことになったのである。また、そういうことを始めたからといって、それまでに僕が主に手がけてきた赤ちゃんの移植手術をやめたというわけでもない。結局のところ、「切除不能といわれた腫瘍の手術」が新しい仕事としてそれまでの仕事に加わっただけである。でも、本書にも書いたように「切除不能といわれた腫瘍」の手術を少しずつこなしていくうちに、その評判を聞いて患者が全米から集まってくるようになった。そんなことがあったあとしばらくして、僕は住み慣れたマイアミを離れニューヨークに移った。この本で紹介した患者さんたちは主にその前後に出会った人たちである。

日本で研修医を終えてマイアミに渡ったのが1995年。それから17年以上の月日がたった。正直いって、右も左もわからない、言葉すら話せないところから始めて、よくここまで来たものだと思う。アメリカに来た当時、今の年齢までアメリカで仕事をすることになるとは思ってもみなかった。アメリカは公平に能力を評価してくれる国だと思う。いったん認められれば、どの国から来ていようが、どの大学を出ていようが、どんなに若くても先に進んでゆくことができる。この年齢で今の立場にいるのはアメリカ人と比べても早い。コロンビア大学の教授の中では僕は一番若い部類になる。本書にも書いたように、マイアミで研修を始めた当初に英語ができずにほとんどクビの瀬戸際まで追い詰められたことを思うと実に不思議なものである。

ニューヨークに移ってしばらくしたころに、僕はNHKの『プロフェッショナル 仕事の流儀』という番組の取材を受けた。この番組は（ご存じの方も多いと思うが）、ひとりのプロフェッショナルに密着取材をして、その人の仕事のやり方を紹介するものである。番組放映後たくさんの反響をいただいた。中に、僕の医師・外科医としての仕事への取り組み方が自分自身の仕事の参考になったというものが多くあった。それも主に医療に無関係な仕事をされている人たちからである。僕は自分の医師としての仕事への取り組み方が、ほかの仕事にも通じると考えたことはあまりなかった。しかし、読み返してみると、確かにこの本の中で紹介した僕の医師としての仕事への取り組み方は、おそらくいろいろな仕事に通じるものがあると思う。もう若いとはいえない年齢であるが、まだ偉そうに人生論を語れるほどの年齢ではないと思っている。できるだけ、僕が体験してきたことの中から、読者の方が自然に自分と共有できるやり方や考え方を見つけてくれれば、という意図で書いたつもりである。しかし、中にはあえて偉そうなことをいわせてもらった部分もある。気に障るところもあったかもしれないがそこはぜひご容赦願いたい。

僕は医師という仕事を天職だと思っている。忙しいことも多いし、悲しい場面に遭遇しなければいけないことも多くある。しかし、そんなすべてを含めて、医師になったことを後悔したことは一度もない。おそらく今後もないと思う。今、外科医のなり手があまり多くないと聞く。この本をきっかけに若い人たちが、医師という仕事、外科医という仕事をやってみたいと思っていただけるようなことがあれば、それはまたこの上ない喜びである。

最後に、この本の企画・立案をいただいたホーム社の平野哲哉氏、原稿整理をお手伝いいただいたみらい書房の小出真澄氏に感謝の意を表したい。

2013年1月

加藤友朗

文庫版増補章

インタビュー

新型コロナウイルス感染を体験して思うこと

2020年5月、ニューヨークで勤務中に新型コロナウイルスに感染した加藤友朗医師。生死の境をさまよった壮絶な闘病経験について、そして自身の考えるアフターコロナの社会についての思いを聞いた。

聞き手・構成／浅野智哉

最初は「大したことない」と甘く見ていた

ニューヨークで最初の新型コロナウイルス感染患者が報告されたのは2020年の3月1日だった。その頃、僕は普通に、手術の仕事にあたっていた。その後ニューヨークでは、ウエストチェスターで、都市封鎖に近い対応がされ、職場だった病院内でも少しずつ「コロナウイルスが増えるかもしれないから体制を整えなければ」という警戒心は高まってきてはいたが、まだまだ危機感はなかった。

そんなわけで病院でも特別な防疫対策は取っていなかった。そのときすでに、ウイルスはニューヨーク中に広がっているなどとは、誰も想像していなかったのだ。

一般市民の間では、ウイルスは中国由来のもので、中国人と交流がなければ感染はしないだろうと考えられていた。しかし実際は、ウイルスはヨーロッパから入ってきていて、すでにニューヨークでは蔓延状態にあったのだ。

3月16日、僕は移植手術を行っていた。本当はコロナウイルス対策として、病院では3月の2週目以降、予定手術をすべて取りやめることになっていた。しかし移植は緊急性が問われる。僕は最低限の感染対策をしたうえで、手術室に入っていた。

16日から1週間ほど経った頃、発熱症状があらわれた。どこで感染したのかはわからないが、直前に行った手術の患者のなかに、後の検査でコロナ陽性だったことがわかった人がいた。ただその患者さんが感染源かどうかは不明だ。とにかく3月半ばの時点で、すでにコロナウイルスはニューヨーク中に広がっており、誰がどこで罹ってもおかしくなかったのだ。そんな中で正しい感染防御をせずに医療を行っていた当初の医療従事者は、かなり感染の可能性が高かった。実際、僕の病院で重症になったり亡くなったりした医療従事者のかなりの部分は、パンデミック初期の感染だった。

発熱症状が出た直後、僕はいったん自宅で待機するよう命じられた。もし新型コロナに感染していたとしても重症化の確率は2割ほどで、あとはだいたい自力で治癒すると、医療従事者の間では認識されていた。それに重症化のリスクが高いのは、高齢者や基礎疾患のある人がほとんどだった。正直、「僕は大丈夫」ぐらいに軽く見ていた。

とはいえ、ひどい筋肉痛はそれまでに罹った風邪とは明らかに違っていた。あまりにひどい痛みなので、「新型コロナウイルスの可能性はあるだろうな」と思ったものの、心のどこかでは「そうでなければいい」という気持ちもあった。

その当時は医療従事者は疑いがあっても自宅待機するだけで、ＰＣＲ検査は受けないように言われていた。パンデミックの初期はニューヨークでも検査キットが不足していたからだ。それでも疑いが濃いので感染症の医師に相談して、ＰＣＲ検査を受けることにした。結果は陽性だった。

やっぱりそうか。そう思ったが、陽性とわかった後も、症状は筋肉痛と発熱ぐらい。あまり体調は悪くなかった。血中酸素の飽和濃度を自分で調べると、93～94ほどだった。正常値より低いけれど、そのときは「大したことはないな」と思っていた。今から思えばこの時点ですでに肺炎の症状が進行していたはずだが、この時点でも僕はコロナを甘く見ていた。自宅待機しているうちに、自然に治るだろうと安心していた。

発熱してから5日が経ったとき、家でシャワーを浴びていた。そのとき湯気で咽せて、息ができないほど苦しくなった。これはおかしいのでは……と思い、血中酸素飽和濃度を調べると、危険な数値まで下がっていた。

それでもまだ感覚としては「大丈夫」だった。はっきり意識はあるし、動けないほど息苦しいわけでもない。後でわかることだが、そのとき僕はハッピー・ハイポキシア（幸せな低酸素症）だったのだ。新型コロナウイルスの肺炎では、肺炎が進行していても自覚症状にはあまり重症感が出ないことがある。この状態をハッピー・ハイポキシアという。本来はかなり危ない低酸素状態でもハッピーに見えるということだ。これが新型コロナウイルス感染で急変で患者さんが亡くなる原因なのだ。

僕は外科医だが、外科手術後の合併症として肺炎はよくあることで、何人も肺炎の患者さんをみてきた。そんな僕でも騙されるぐらい、新型コロナウイルス肺炎の初期には症状が出にくい。新型コロナウイルス特有の怖い病態だ。

僕と同じような症状で、日本では２０２０年末に、立憲民主党の羽田雄一郎氏が急逝した。コロナの症状が出て、病院に向かう直前まで、周りの人たちと普通に会話されていたという。

僕もあと1日、入院が遅かったら病院に着く前に命を落としていたかもしれない。

とにかく、慌ただしく入院することになった。病室に入ったその日も、関係者などに連絡を取るため、Ｅメールやテキストメッセージのやりとりをしていた。

入院した段階でも、僕はまだコロナウイルスを甘く見ていた。処置すれば、ほどなく退院できるだろう……そんなことを考えていたのも、束の間だった。

入院した翌日に、僕は人工呼吸器が必要になった。人工呼吸器を装着されるということは、酸素マスクでは十分に酸素が取れないということで、人工呼吸器に繋ぐためには鎮静剤を使って意識をとる必要がある。以降、記憶はない。

その後1週間ぐらいはいったん安定したかに見えたようだったが、その後急激に症状が悪化して僕はＥＣＭＯに繋がれることになった。

いつ命を落としてもおかしくない、ギリギリの状態だった。

長い昏睡のなかで歴史の現場に立ち会った

意識不明の間は、僕は完全に、せん妄状態にあった。基本的に状態の悪い患者さんでECMOに繋がれるぐらいの状態の患者さんは鎮静薬と鎮痛薬を投与されているのであまり意識があることはないのだが、僕の場合も自分の身体に何が起こっているか、どんな治療を受けているか、まったく記憶していない。でも、変な夢を延々見続けていたことだけは覚えている。

まず、コロナウイルスとは別の感染症に罹っている夢を見た。毒性の強い菌を何者かに植えつけられたという、陰謀論的な内容だ。僕はその設定のなかで、人工呼吸器を着けられたりしていた。微妙にリアルの状況と重なっていた。

印象的だったのは、19世紀のワーテルローの戦いを観戦（？）していた夢だ。ナポレオンの最後の戦いとなった、フランス軍と連合軍の衝突を、なぜか僕は観光客たちと一緒に眺めている。歴史オタクではないし、ワーテルローの戦いという言葉自体、何十年も聞いたことも口にしたこともない。けれどなぜか、夢のなかで、ナポレオンの戦いの最前線に立ち会っていたのだ。

実際のワーテルローはお城ではないが、僕の夢の中ではナポレオンはお城の中にいてそこを連合軍が攻めている。城の塔のてっぺんに将軍のナポレオンがいて、大砲を操っていた。砲弾は強力なのだが、横には撃てないと敵軍に悟られ、塔の横から攻め手がやって来た。そしてナポレオンは攻略されるのだ。世界史に残る独裁者が陥落する一部始終を目の当たりにしていたわけだ。

どういうわけか僕はナポレオンの協力者だと疑われ、連合軍に連行されてしまう。裁判にかけられるのだが、19世紀なのに僕は携帯電話を持っていた。ニューヨークの弁護士に事情を話し、戦争には無関係の市民だと裁判で証明してもらう……という、終始おかしな内容だった。変な夢ではあったが、内容が濃くて、入院中に見た夢のなかでは最も記憶に残っているもののひとつだ。

意識が戻りかけのときは、ある場所に行かねばならない夢を見ていた。かなり強い思いだったようで、うわごとで「〇〇へ行く、行く」と言っていたらしい。

たくさんの夢を見ているなか、臨死体験と思われる光景にも遭った。

真っ暗ななかで、遠くの白い明かりが目に入った。誰かに呼ばれたりはしなかったのだが、明かりは次第に近づいてきて、最後は全身が白い明かりに包まれた。「あ、これが死ぬことなんだ」と感じたのを覚えている。

眠っている間、いろんな情景や、不思議な物語が交錯した。

一度も意識を取り戻さず、僕は4週間近くもの間、深い夢のなかを旅していたのだ。

苦しめられた窒息の恐怖

はっと意識が戻ったとき、病室には看護師がいた。「目が覚めたの？」と言われ、僕は自分が「どこにいるんだ？」と聞いた。すると看護師は「ニューヨークです」と答えた。僕は夢のなかでいろんな旅をしていたので「ああ、ニューヨークに帰って来られたんだ」と安堵（あんど）した。実際はニューヨークどころか、ベッドから一歩も動けていなかったのだが。

意識は戻ったが、持続人工透析にはまだ繋がれたままで、さらに1週間をベッドで過ごした。

結局、僕は1カ月以上まるまる寝たきりとなってしまった。

4週間にわたり、生死の境をさまよっていた。身体の状態はボロボロだった。医師たちは「何がなんでも加藤を死なせてはいけない」と、あらゆる手を尽くしてくれた。まずは命を救うのが最優先。そのおかげで生き延びることができたのだが、体力の衰えは、ひどいものだった。

目が覚めた直後は、身動きひとつできなかった。全身の筋肉が落ち、まずベッドの横の柵（さく）に手が届かない。ベッドを上げ下げするボタンすら、押す力がなかった。鼻にも尿道にもお尻にも管が入り、人工透析にも繋がれていた。意識はあるけれど、病状はまだ深刻だった。命の危険から完全に脱したわけではなかったのだ。

いちばん困ったのは、発声だ。目が覚めてしばらく、声がひどく出しづらい状態が続いた。長いこと気管に管が入っているとこうなるのだが、意思を外に伝えられないのは、大変だった。

喉の奥に粘着質なものが溜まり、1日のうち何度も喉が詰まりそうになる気がした。困っているのだけど、看護師たちに喉の様子をうまく伝えられない。もし窒息して状態が急変したら、助からない可能性が高い。多くの患者を診てきた経験上、わかることだった。僕は喉を詰まらせないよう、必死に意識を保って、何とか眠らないよう耐えた。本当に窒息する可能性があったのかはわからない。でも自分ではそう思っていた。

気分の悪さと、ひどい頭痛にも苦しめられた。後の検査で、少し脳出血していたことが判明した。昏睡中に出血したようだが、コロナウイルスの影響か治療の副作用か、原因はよくわからない。幸いそれは大きな問題ではなかったが頭痛はその後もしばらく続いた。

目が覚めてから、苦しい日々が続いた。けれど徐々に、喉の詰まりも改善し、頭痛やいろんな痛みが和らいできた。そしてようやく、何とかリハビリを始められることになった。

患者の気持ちと本当の辛さが理解できた

コロナウイルスに限らず、医者が難病に罹り、患者の立場になるという経験は、そう多くない。医師として今までたくさんの患者さんが集中治療室で長期間治療を受けるのを見てきた。でも自分自身で経験してみて、初めて本当の意味で患者さんたちが経験していることの中身がわかった。ベッドから自分で動くことができず、意思を伝えられないことが、こんなにもフラストレーションだったのかと、思い知った。この経験は間違いなく僕が医師として働いて行く上で貴重なものになった。

喉の奥に粘っこいものが溜まり、自分ではどうにもならない。その不快感といつ窒息するかわからない恐怖を、医師や看護師に伝えられないのが、本当に辛かった。

僕たちは普段、ほとんど声を発せられない身体の弱った患者と、たくさん接している。彼らは声は出せないけれど意識ははっきりしていて、命をつなぐために、必死に戦っているのだ。何も伝えられない患者は、意識があまりはっきりしていないので、必ずしも大きな痛みとか苦しみを感じていないと思ってはいけない。側からは意識朦朧のように見えても、ほんとうは意識がはっきりしているのにそれを伝えられないだけのことだってあるのだ。

また鼻から栄養を入れるための管も、不快で辛かった。管が取れても、飲みこみの練習をするのが、また辛い。嚥下障害のある人のための特別な病院食を食べなくてはいけないのだが、ものすごく不味(まず)いのだ。飲み下すのが大変だった。今までなんども鼻から管を入れるのを嫌がる患者さんたちを説得してきた。しかし、実際の辛さは本当に当事者になってみないとわからない。

重病患者として、治療からリハビリまでの過酷な過程をひと通り体験することができた。医療従事者からすれば慣れた作業なのだろうけど、患者の立場を経験してみると、管をひとつ入れるのも、注射1本うたれるのでも、相当なストレスなのだ。

ただ、一方で、あそこまで死の淵(ふち)をさまよっても、あそこまで体力のない状態に追い込まれても、きちんとした治療とリハビリで回復できるということを知ったのも、この経験からだ。自分たちのやってきたことは間違っていない。それを身をもって体験することにもなった。

生還した証(あかし)の『A Whole New World』

リハビリに移ってほどなく、病院のなかでコンサートが行われた。楽器ができたり、歌の歌えるドクターたちが集まって演奏する、有志のイベントだ。そこに僕は、特別ゲストのような形で参加することになった。

僕がここまでウイルスによって重症化したのは、医療の仲間たちも相当にショックだったと思う。感染対策ができているはずの医師でもウイルスに罹り、しかも普段フルマラソンを走りきる体力の健常者が、短時間で危篤状態に陥るのだ。医療の最前線にいる彼らは、コロナの恐ろしさをまざまざと見せつけられ、対策の認識を改めたに違いない。自分たちの感染するリスクや、恐怖もあったのだと思う。

僕が何とか命をつなぎ止められたということは、仲間たちにとっても希望の象徴だったのではないかと思う。コロナ感染から回復しつつある僕が、コンサートに参加するのは、医療関係者を奮わせるメッセージとしての意味合いもあった。

僕たちがコンサートで歌っている様子は、病院のスタッフがビデオに撮り、YouTubeに公開されている。『Virtual Healing Concert, A Whole New World Finale with Dr. Kato』というタイトルでアップされているので、よかったらご覧いただきたい。このとき歌った『A Whole New World』は、僕がベッドにいるとき、看護師によく言っていた言葉だ。喉の粘りを抑えるのに、しょっちゅう氷を舐めていなくてはいけなかった。その氷を看護師が新しく持ってきてくれるたびに、「これでA Whole New Worldだ」と「歌を歌ってあげてもいい」、冗談めかして言っていた。そのうち本当に、『A Whole New World』を歌うようになった。そのやりとりが病院のなかで知られ、コンサートの参加へとつながった。

『A Whole New World』を歌うことは、死の淵から生還して、これから新しい命を生きるという、僕自身の気持ちの表明でもあった。

このときのコンサート映像は動画公開した直後、SNSで拡散された。結構な評判になり、日本でも見てくれた人がいた。病状を知らなかった関係者からも連絡をもらった。映像のなかで歌っている僕は、車椅子に乗り、だいぶ痩せている。「こんなにひどい状態だったの?」と心配された。けれど少し前の危篤状態に比べれば、血色は良くなり、すごく元気になっていたのだ。いかに危ない状態にまで陥ったか、わかってもらえると思う。

入院治療中は、とにかく時間が余っていた。移植手術で飛び回っている頃にはほとんどなかった、物事を考える時間が、たっぷりある。それはありがたかった。映画をたくさん見て、読んでいなかった本も、大量に読めた。

仕事の方はさすがに、何も進めないわけにはいかず、資料の整理など事務的なことを、少しずつ片づけていった。なかでも放っておけなかった仕事は、論文作成だ。

コロナ感染する前に、これまで僕がコロンビア大学でやってきた体外切除手術の11年間のまとめの論文を、ヨーロッパの学会で発表する予定が入っていた。ヨーロッパで最も権威のある外科学会だ。論文提出は済んでいたが、学会発表の前にいくつか修正しなくてはいけなかった。結局コロナで学会は中止になったのだが、論文は入院治療中に、完成させることができた。

この論文は、この本でもたびたびふれた体外切除手術の集大成である。ある意味で『NO』から始めない生き方」の集大成なのかもしれない。

この論文を完成させられた。それだけでも本当に、生き延びて良かった。何かに生かされたのかもしれないと感じる。

コロナの後遺症で最も怖かった症状

5月末、ようやく退院することができた。退院してからも、しばらくは体力の回復に努めた。まずは、軽い散歩から。医療の仕事に早く戻りたかった。それに僕は、マラソンランナーだ。何とかまた走れる身体を取り戻したかった。

毎日、少しずつ体力づくりを重ね、7月から短距離を走り出した。100メートルを軽くジョギングするだけで「こんなことをして大丈夫か？」と思うぐらい息が上がった。無理せず、走る距離とスピードをちょっとずつ増やしていった。

後遺症として困ったのが、一時的に右肩が上がらなくなったことだ。神経麻痺でリハビリを始めてから気が付いた。厳密にはコロナウイルスの後遺症とは言えないものだと思う。おそらく３週間も昏睡状態でＥＣＭＯや透析に繋がれている間に神経が引っ張られて損傷を受けたのだと思う。右肩が上がらないだけでなく右の首の筋肉と背中側の肩の筋肉がほぼなくなっていた。神経の麻痺で動かなくなった筋肉は萎縮してしまうのだ。右肩が上がらないだけではなく、右肩を後ろに引くこともできない。これでは手術に影響する。

だいぶ心配だったが、幸いそれもリハビリを続け、テーピングして動いているうちに、３カ月ぐらいでほとんど治癒した。いまでは右肩を上げるのもまったく問題ないし、筋力も戻っている。

もうひとつ後遺症のなかでショックだったのは、脱毛だ。命が助かったのだから脱毛などどうでもいいのだが、実際に頭髪がなくなってしまうと、かなり精神的に落ちこんだ。いちばん抜けていたときは、コロナ感染前の半分以下まで髪が減っていた。『ちびまる子ちゃん』のおじいちゃんのような頭だった。鏡で自分の顔を見ると、頭の形が、くっきりとわかる。

退院した直後にメディアで発言するときは、ずっと帽子を被(かぶ)っていた。禿(は)げた頭を隠しておきたかったのだ。

しかし夏ぐらいに脱毛はピタッと止まり、毛髪は元に戻った。

体力の回復も順調に進んで、8月には手術にも復帰できた。

初めは、「体力がもつだろうか？」と不安だった。でも何とか手術を完了できたときは、大きな達成感があった。9月には以前と同じぐらいのペースで仕事をこなせるようになっていた。

半年前にはECMOに繋がれた危篤状態だったのに驚異的な回復といえば、そうかもしれない。個人差はあるだろうけれど、僕の場合は、命のかかった患者さんが大勢待っているのだ。ゆっくりリハビリしている暇はない。早く回復しなくてはならなかった。

初めは慎重に少しずつやるつもりだったが、性格上、身体のことを考え、ほどほどにセーブしながら仕事する……という手加減が、あまりできない。結局、いったん復帰してから今まで、フル回転で手術をこなしている。

本稿を書いている2021年の9月の時点で、体力的な部分では、あまり不安はなくなっている。マラソンは、30キロまで走りきれるようになった。11月のニューヨークマラソンに参加する予定だ（編集部注：加藤氏は2021年11月のニューヨークマラソンで42・195キロを完走した）。

日本は先進国のなかでは感染禍をうまく抑えこんでいる

50代で、僕ぐらいまで症状が悪化すると、長距離を走れるまでに回復するのは難しいかもしれない。罹った当事者としては、やはりコロナは「怖い」という印象だ。

感染初期に、僕のようにまったく咳が出なかった人もいるし、激しい咳で苦しむ人もいる。ほとんど無症状で治ってしまう人がいる一方、感染が判明してからわずか数時間で命を失う人もいる。

僕の勤務している病院だけでも、２０００人近くの患者さんがコロナで亡くなった。医療関係者も、その中には含まれている。

症状の個人差が大きく、最適の対処策が、まだよくわかっていない。それは他の感染症にもあることだが、罹ってから急激に悪くなる人の割合が他の感染症に比べて多いのが、このウイルスの怖いところだ。

日本でも２０２１年夏のオリンピック過ぎまで感染禍は続いた。緊急事態宣言が発令されれば感染者数は減るが緩めればまた増えるということが繰り返されている。ここにきてワクチン接種が日本でも急速に進み、状況は大きく改善されているようだが、市民の皆さんは安心できるにはまだ至っていないだろう。

しかし世界的に見たら、どうだろうか？　先進国のG7のなかでは日本は安定して、感染予防できている国である。他のアメリカ、カナダ、フランス、イギリス、ドイツ、イタリアなどでは数万～数十万人の犠牲者が出る惨状となった。

感染悪化の進む国では、経済を止めてでも対策を強化すべきだという派と、経済を優先してあまり対策をしすぎないことを支持する派の、二つの論調に、はっきり分断されている。その分断は日本でも起きているようだが、アメリカに暮らしている僕としては、日本のように感染のコントロールがうまくできている国でも同じ議論があることは少々不思議に感じる。

世界的な現状と照らし合わせると、日本はかなり感染をコントロールできている方だ。欧米諸国や南米、インドなどで起きている大規模な感染爆発は、国内のどこにも起きていない。コロナの犠牲者も2万人には届いていないし、人口あたりで見ればG7の他の国の10分の1である。

日本政府のオペレーションが完璧にうまくいっているとは言いがたいが、マスコミの報道は、偏りすぎているかもしれない。「欧米に比べたら、まあまあうまく抑えられている」という本当の成果を、実感しづらい空気になっているのではないだろうか。

例えば日本のニュースでは、「日本よりずっと感染者の多い国で医療崩壊は起きていないのに、どうして日本では崩壊の危機に瀕しているのか？」という疑問が報じられる。いや、実態を言えば、アメリカなども同じ基準でいえばとっくの昔に医療崩壊しているのだ。他の国も、似たようなもの。そもそも日本でいう「崩壊」の基準が、国際的には高すぎるだけだ。それは必ずしも悪いことではないのだけど、ニュース報道を見て、日本のコロナ対策がダメだと判断するのは、大きな間違いだ。

日本は国際的にみると、衛生意識が高く保たれている国だ。コロナが大騒ぎになる前から、冬場はマスクをつけている人はたくさんいた。日本やアジアの国の人たちがマスクをしているのを揶揄（やゆ）する人たちはアメリカにたくさんいたが、ここにきて日本の人々が共有している衛生観念、他の人にうつさないためにマスクをするという考え方、そんな国民性で感染拡大を食い止められているのは間違いないと思う。

厚生労働省の２０２１年2月末の1週間の統計では、全国のインフルエンザの患者は46人。２０２０年の同時期は、3万人以上の感染者だった。毎年苦しめられているインフルエンザの大流行を事実上、撲滅したといえる。いまぐらい衛生対策が成功している日本で、コロナの感染爆発が起きる可能性は、他の国よりは低いと思う。

一方で、「コロナウイルスはインフルエンザより死者が少ないから平気」という意見には、同調できない。２０１９年までのインフルエンザ流行期と、２０２０年以降のコロナウイルス流行期の世界の生活様式は、まったく違うものだ。単純比較できるものではない。そもそも、インフルエンザを撲滅するほど衛生管理を厳しくしても、なお感染者が連日数百人以上も出るコロナウイルスは、やはり怖いといえる。２０１９年以前の生活様式だったなら、日本でももっと大きな感染が起きていただろう。

コロナの封じこめが成功している中国、韓国、台湾と比べて「日本は失敗した！」という意見があるが、それもお門違いの議論だ。日本はG7に含まれる先進国だ。世界中から人の往来も多い。欧米型のウイルスや変異株が入ってくる可能性も当然高くなる。コロナ対策に関しては、僕はアジアではなく、欧米先進国を基準に考えた方がいいと考える。

それに、アジアの国々とは法整備も国の規模も、ぜんぜん違うのだ。うまくいっているアジアの近隣国を見て、憂鬱になることはない。初期からヨーロッパ型に変わったと思われるウイルスや早い時期に入ってくる変異株の感染拡大を、最小限に抑えこんでいるのだ。もちろん油断は禁物だが、これは高く評価されるべきことである。

もともと日本の生活様式は感染症の予防に向いていて、感染力の強いコロナウイルスにも効果を発揮している。そのように分析するのが正しい。

現在の感染予防体制をキープして、ワクチン接種を早く完了させる。日本は、粛々とこれを進めていけばいいだろう。

Everything happens for a reason

僕の人生を振り返って考えると僕はつくづく運が強いと思う。僕はアメリカ社会で医師として成功して、コロナで生死を彷徨っても、生き延びた。もちろん努力はしたけれど、振り返ればかなりの部分は幸運の結果だったように感じる。ああすればいい、こうすればいいと、人は思い悩むけれど、自分の思いどおりになることは、ほんのわずかだ。

一方で予期しない不幸や災いが降りかかった時に、それをどのように考えてそれを受け止めるかは、とても大切だと思う。

Everything happens for a reason.（起こること全てに理由がある）はアメリカでよく言われる言葉だ。不幸や災いが起こったのにも何か理由がある、それがいつか何かに繋がる。この言葉は新型コロナウイルスの重症感染を経験した僕にとって座右の銘となった。

うまくいくか、いかないかは、運の影響もかなり大きい。だからあまり思い悩んでも仕方がない。一方で結果がうまくいかなくてもそれを受け入れる。そんな風にしつこく続けること。それも運を呼び込む秘訣かもしれない。

人と関わることは止められない

人間は、いつ死ぬかわからない。このことは臨死体験まで行き着いてなおさら、強く思う。

先に述べた移植手術の論文もそうだが、多忙を理由にして、やりたいことや、やらねばいけないことを先延ばしにしていたら、いけない。「いつかやる」タイミングが、訪れるとは限らないのだ。予想もしていない、明日か今日にも、死んでしまうかもしれないのだ。

僕はコロナに罹って以降、いまを大切にしなければいけないということを強く感じて生きている。手術の仕事も、以前は自分でやることに集中していた。しかしいまは、自分にしかできなかった方法を、他の誰でもできるようにしなくてはいけないと思っている。書きまとめた論文をもとに、僕の手術の方法が世界中の医療現場で利用される将来を、強く願っている。

医者としての仕事のほか、NPO活動も進めている。ベネズエラで移植を手がけて以来、移植ボランティア活動を支える団体を、仲間と立ち上げた。活動はコロナ禍でしばらく停滞していたが、2021年の9月にドミニカ共和国で初の子どもの生体肝移植を成功させることができた。現地の先生たちとNPOの仲間で長年かけて準備してきたプロジェクトだ。手術は9歳の女の子でお父さんがドナーとなって移植が行われた。他の国でも準備が進められている。ゆくゆくはラテンアメリカすべての国で、子どもの肝臓移植が可能になる環境を整えたいと思う。これも自分たちで遂行していくつもりだったけれど、繰り返していうように、人はいつ死ぬかわからない。もし僕たちがいなくなってもプロジェクトを進めていけるように、もっとたくさんの人や組織を、つなげていかねばならないと考えている。ご興味のある方はぜひ、ウェブサイトを見てほしい。

(https://www.fundahigadoamerica.org/en/)

ひとりの医者としてではなく、もっと広い視野で、自分の仕事をとらえられるようになった。コロナウイルスからは、本当に大事なことを学び、人間としての成長を得られた。

自分だけで仕事を完結しようとしてはいけない。意義のあることならば、よりたくさんの人に関わってもらって、それが広がるようにする。これも人との関わりなしにはできないことだ。

僕は医師としてたくさんの患者さんたちと関わってきた。本書に紹介した子どもたちの多くとは、いまでも手紙をもらったり、人づてにSNSでメッセージが届いたり、交流が続いている。

ヘザーは20歳になった。元気に学校に通っていて、将来はEMT（救急隊員）の仕事に就きたいのだという。カナダからやって来たジョディは、本文のなかでは医者を目指していた。だが現在は、結婚して2児の母として幸せに暮らしている。

ベネズエラで手術した子たちも、だいたい20歳前後には結婚して家庭を持っている。ベネズエラの女性は、本当に結婚が早いんだなぁと思う。

本文には書かなかったが、4年ほど前にブルークと同じ体外切除方式で手術した女性患者がいた。治療に当たっている間は知らなかったが、彼女は夫婦で里親を引き受け、6人の子どもを育てていたという。6人とも、家庭内で虐待に遭ったり、さまざまな事情で親から引き離された子どもたちだった。

彼女の治療がもし失敗していたら、6人の子どもたちは、家から出なくてはいけなかった。6人をまとめて引き取ってくれる新しい里親が都合よくいるはずもない。本当の家族と同じように暮らしていたのに、散り散りになってしまうのだ。

彼女は愛する家族の絆を守るために、何が何でも生き延びなくてはいけなかった。そんな事情があることを、僕はまったく知らなかった。たまたま昨年、治療を終えて元気に暮らしている彼女と連絡を取り合う機会があり、すべて話してくれた。

彼女は手術の後、6人の子どもたちを正式に養子として迎え入れたそうだ。また、養子を取るには病気の治療が条件でもあり、彼女は必ず身体を元に戻して、家に帰らねばいけなかったのだ。

「ドクター加藤は私の命だけではなく、子どもたちと、家族みんなを救ってくれました。ありがとう」と言われた。そして、6人の可愛い子どもたちと一緒に写った写真を送ってくれた。その写真を見たときは、本当に嬉しかった。やるべきことはまだたくさん残っているのだと、より気持ちが引き締まった。

助けた命がある一方で、助けられなかった命もある。すべての命を救うことはできないけれど、救える可能性があるのなら、今後も、常識的に「無理だ」と言われても、枠からはみ出た思考で救命に尽くしたい。

僕自身、命を救われた側のひとりだ。もう助からない状況だったかもしれないけれど、絶対に助けるという医者たちの力と幸運によって、いまこうして生きている。

謙虚な気持ちと、明日はない覚悟で、これからも医療の現場に立ちたい。

文庫版増補章

インタビュー

僕が外科医を志した理由

不可能と言われた困難な手術を数多く成功させ、移植外科医としてアメリカで確固たる地位を築いた加藤友朗医師。医師を目指すきっかけになった少年期の思い出や、日本を飛び出して言葉もわからないままアメリカで奮闘した日々——。これまでにあまり語られることがなかった自身の半生を振り返ってもらった。

聞き手・構成／浅野智哉

人と積極的に関わりたい

僕の父は哲学者だった。出版物では岩波書店の『アリストテレス全集』の翻訳を手がけていた。その仕事では、老舗(しにせ)ホテルに缶詰めになっていたらしい。

家には文学全集や外国語の本など、分厚い本がたくさん置いてあった。子どもの頃から、本を読む環境が整っていた。父は子どもたちによく「本を読みなさい」と薦めた。

僕には兄ひとり、妹ふたり、弟がひとりの兄妹たちがいる。大概は親の影響をすんなり受けて、よく本を読んでいた。

でも、僕はあまり読まなかった。

他の家庭の子どもよりは多少読んでいたかもしれないけれど、本にどっぷりの文学少年として育ったわけではない。

哲学など小難しい学問は正直、そんなに好きではなかった。

正確には半分好き、半分嫌いといったところだろうか。

僕の印象という前提で述べるが、人文科学や哲学は、世間一般とは少し離れたところにある学問だと思う。もちろん人間の考え方や生き方を扱う大切な学問なのだけれど、僕自身の嗜好は、もっと俗世間に寄っていた。

僕は人と、ふれ合いたい。

世間と離れたところで物事を考えるのではなく、たくさんの人と積極的に交わる生き方の方が、面白いと考えていた。

医者は、たくさんの患者と接する、究極的に俗世間の仕事だ。

兄妹たちは成人してから、みんな文系の仕事に就いた。医者になったのは兄妹のなかで僕ひとりである。

もっとも父の実家は医者で父の兄弟には軍医で戦死した年の離れた兄と開業医をしていた兄がいた。僕の従兄弟には医師がたくさんいる。そういう意味では、父ももともと医者には関わりの深い人間だった。

リウマチ熱で3カ月の入院

中学、高校時代は、部活にも熱心だった。

中学のときは卓球部に入った。2年の途中で、チームスポーツをやってみたくなって、バレーボール部に移った。特にバレーボールが好きだったわけではない。たまたま部員が足りなくて、先生に誘われたという、軽いきっかけだった。

しかしやってみたら、とても面白かった。高校に入ってからも、バレーボールは続けた。ポジションは補助アタッカー。攻撃でがんがん攻めていくより守備を固めるのが、僕の得意なプレースタイルだった。

バレーボールは充実していたが、実はサッカーをやってみたかった。男子の憧れる、チームプレーのスポーツといえば、やはりサッカーだろう。

しかし両親にサッカーは止められた。子どもの頃に大病をしていて、あまりコンタクトの激しいスポーツは身体に障ると心配されたのだ。それもあって中学では、部活に卓球を選んだ。

実際のところバレーボールがサッカーよりハードではないとは考えづらい。両親の杞憂だったのだが、身体を心配されるのも無理はない、大変な病気だった。

小学生の頃、僕は溶血性連鎖球菌（溶連菌）の感染でおこるリウマチ熱にかかった。リウマチ熱は関節リウマチとはまったく無関係で、感染をきっかけに起こる炎症反応が引き起こす小児の病気である。

今では喉を綿棒でぬぐった液で迅速に溶連菌を検出できるキットがあるので、抗生物質をすぐに投与して治療することでリウマチ熱になることは日本ではあまりないが、今でも途上国にはよく見られる病気だ。

リウマチ熱の治療は、基本的に抗生物質治療だが、炎症によって引き起こされた病態に対する対症療法も必要になる。僕の場合は心内膜炎と心臓弁膜症も疑われていたのでステロイド治療も組み合わせねばならず、通院では治療ができなかった。

僕は学校を長期間休み、入院生活を送らねばならなかった。

当時のドクターからは、僕の症状は「リウマチ熱の影響による僧帽弁の閉鎖不全」だと説明された。超音波検査や、心音を聞いた診察で、そのように診断したらしい。閉鎖不全から逆流が起こるようになると重篤な病態になる可能性があるが、僧帽弁の逆流も起こっていると言われていた。

ステロイド治療で、顔はパンパンに膨れた。ひどい症状はなかったが、弁膜症が、何とか抑えられるまで、入院期間は3カ月もかかった。

その後も弁膜症は残り完治したわけではない。軽微の逆流もあると言われていた。中学、高校に進んでからもまた溶連菌に感染するとさらに悪化するかもしれないと言われて予防的に抗生物質を飲み続けていた、不安な状態だった。

ずっと後になって自分が医者になったとき、あらためて精密検査を受けてみた。僕の心臓には、軽い僧帽弁の逸脱症があったが、逆流はまったくなかった。逸脱症自体は50人に1人に見られるもので、医学的には、あまり問題のない良性の病変だ。これがリウマチ熱をきっかけに起こった可能性は十分にありえるが、もしかするとそもそも、弁膜症ではなかったのかもしれないとも思う。

まず溶連菌の陽性反応が出て、心音を聞いたら雑音が聞こえ、「これはまずい」と判断され、ステロイド治療の措置が決められたのかもしれない。

最初から特に治療が必要な状態では、なかったのかもしれない。だが、所詮は想像だ。当時の治療記録を調べることはできないし、いまの技術との差もあるだろう。

いずれにせよ、僕にとって3カ月の入院生活は、さまざまな意味で大きな体験だった。

身体の方は辛かったけれど、実はけっこう楽しかったと覚えている。

それまでは割と大人数の家族にべったりの生活だったのが、病室でのひとり暮らしになった。入院前は嫌でわんわん泣いていたけれど、ひとりの独立した時間は、とても豊かだった。

看護師さんは母親とは違い、僕に「個人」として接してくれた。また病院内で仲良くなった入院患者たちも面白いヤツばかりだった。

僕より少し年上だった男の子には、ポーカーを教わった。けっこうな「ませガキ」で、僕が知らなかった、いろんな遊びを教わった。

また、入院生活で、自立心を養えた。「独立して生きる」「個人の足で立つ」姿勢の基本が、身についたような気がする。もし入院していなかったら、精神的な自立にはもう少し時間がかかっていたかもしれない。

僕は治療を受けるなか、医師や看護師たちを、自然に観察していた。

自分の知識や技術で人の命を助ける仕事に取り組む先生が、とても格好よく見えた。来る日も来る日も、病院のベッドで過ごすうち、「医者になろう！」という将来の夢が、強くなっていったのだ。

学校の授業をきっかけにした研究者への思い

実は医者の夢は、小さい頃から描いていた。読書よりも人体図鑑が好きで、しょっちゅう眺めていた。物心ついた歳（とし）には、なりたい仕事は「お医者さん！」と親に言っていたそうだ。

先ほども書いたように父親は、医者の家系である。祖父をはじめ父以外はみんな医者か医療系の技術者として活躍していた。そんななかひとりだけ、哲学の道へ進んだ父親は、家族のなかで多少の肩身の狭さを感じていたらしい。

僕が「医者になりたい」と言ったときは、少し複雑な気持ちと同時に、自分の行かなかった道を進んでくれる誇らしさを感じていたのだろう。「頑張りなさい」と、応援してくれた。

医者と同じぐらい、研究者の道も真剣に考えていた。

中学校の理科の授業で、初めてＤＮＡについて教わった。塩基配列によって人間の身体の組成や遺伝情報が決まっていく、デオキシリボ核酸（ＤＮＡ）の構造が、すごく面白かった。

その授業で、サイエンスの魅力に目覚めた。分子生物学の先駆者、ジェームズ・ワトソンやフランシス・クリックの本などを、夢中で読んだ。

僕のなかでの研究者像には、お手本がいる。母方の伯父（おじ）だ。

伯父は、築地（つきじ）のがんセンター病院の分子遺伝学の研究者だった。当時、伯父が関わっていたのは白血病の遺伝子解明だった。伯父はノーベル賞候補になるような大きな発見をしたわけではないが、世界各国でしのぎを削っていた遺伝子解明の研究分野では、最高クラスの研究者だった。

小さい頃から僕を可愛がってくれていて、伯父のことは大好きだった。

僕が将来、研究者にも興味があると言うと、とても喜んでくれた。

必要な勉強とか進路の決め方など、丁寧に教えてくれた。研究者の道を真剣に考えたのは、伯父からの影響も大きかった。

手探りでつくった演劇と映画

中学時代は、将来への夢と、文化活動の目覚めの時期でもあった。

3年生のときは、友だちと8ミリ映画を制作した。夏休みを使って、撮影期間にあてた。

撮影の大部分はロケーションだ。照明機材は本格的なものが揃（そろ）えられないので、太陽が出ているうちに、大急ぎで撮っていった。夕焼けのシーンを撮るときは、みんなで学校に集まり、日が落ちる直前を見計らってカメラを回した。

物語上どうしても「岡本家」の墓を撮影しなくてはいけないシーンがあった。そのときは青山墓地に行って、友だちと手分けして岡本家のお墓を探した。何とか見つけた、どこかの岡本さんのお墓に、手を合わせてから撮影に使わせてもらった。勝手に使ってはいけないので、申し訳ない思い出だ。

極力お金を使わず、ありもので撮影を続けるために、中学生なりに知恵を出し合った。暑い夏のさなか、仲間たちとカメラを担いで都内を動き回った。

映画の主題歌も自分たちで手がけた。バンドを組んで、オリジナルの曲をつくると決めた。スタッフのメンバーは誰ひとりバンド経験がないのに、無謀だった。

僕はクラシックギターをやっていたので、エレキギターを担当した。もうひとりギターのメンバーが作曲をやり、ドラムは監督が引き受けた。

試行錯誤しながら、インストゥルメンタルのテーマ曲をつくった。レコーディングは友だちの家で行った。下手くそな曲だったけど、僕らだけで映画をつくっている！　という興奮に満ちていた。

完成した映画は、短編だ。クオリティはお世辞にも、たいしたことはなかったと思う。でも、友だちと一緒に物語をつくり、映像にまとめあげたクリエイティブ作業は、すごく楽しかった。

そのノウハウを活(い)かして、高校では演劇に挑戦した。

男子校だったので、上演作は男ばかり出てくる作品でないといけなかった。選んだのは、武田泰淳(たけだたいじゅん)の名作『ひかりごけ』。役者はもちろん、舞台の演出や照明など、すべて仲間たちと割り振って行った。台本をもとに熱心に稽古した。高校生でも、稽古を重ねるうちに芝居がうまくなっていくのだ。

舞台『ひかりごけ』は、文化祭で上演した。自分たちなりに仕上げた作品だ。上演後の観客の拍手と、仲間たちとひとつのものをつくりあげた達成感は、いまでもいい思い出だ。

エンターテインメントの作品をつくる喜びを、10代で味わった。もし多少なりとも、創作に自信を持てていたら、映画作家や小説家を目指す道も、まったくゼロではなかっただろう。

学生時代に縁のあった有名クリエイター

実は中・高校時代に、プロのクリエイターになる人と、すれ違っている。

中学校の放課後、よく友だちと溜まり場にしていた喫茶店があった。駒場東大前のぐりむ館という店だ。あの頃は僕らと同じく、東大の学生さんたちの溜まり場にもなっていた。

当時、学生演劇のメンバーとちょっとだけ仲良くなった。リーダーだった学生さんに「おいお前。こんど芝居で学生服を使うから、集めてくれないか？」と頼まれた。僕はクラスの友だちに頼み、何着か用意した覚えがある。

そのリーダーこそ、野田秀樹さんだった。

「夢の遊眠社」を立ち上げ、すでに演劇界では注目の新進演出家だった。

野田さんと共に集まっていた学生たちは、「夢の遊眠社」の初期メンバーだった。なかには店でウェイターのアルバイトをしていて、その後有名になった役者さんもいた。

その後、野田さんたちは目を見張る活躍で「夢の遊眠社」は、演劇界の中心となっていく。野田さんは、いまや日本最高の演出家である。

最近、ニューヨークで野田さんと再会する機会があった。野田さんはイーストビレッジのラ・ママ実験劇場という伝統のあるオフブロードウェイのシアターでイギリス人の役者さんたちと舞台をしに来ていた。

観劇のあとでご挨拶をさせていただいた。野田さんは学生時代の僕のことは覚えていないようであったが、楽しくお話をさせていただいた。


高校のひとつ下の後輩には、片岡飛鳥氏と岩本仁志氏がいる。

片岡氏はフジテレビの『めちゃ×2イケてるッ!』などを手がけた敏腕プロデューサーで、岩本氏は『ナースのお仕事』ほかドラマを多数ヒットさせたプロデューサーだ。

現在は、日本テレビからフジテレビに移籍している。ふたりとも、高校卒業後はまったく交流がないので僕のことを覚えておられるかはわからないが、それほど人数の多い高校ではないので名前ぐらいは覚えているかもしれない。

このようにほんの少しだが10代の頃に、演劇・映像のクリエイターになる人たちと、ご縁を得ていた。

当時は、彼らが後に第一線で活躍するなどとは、まったく想像もしていなかった。僕自身も海外で医師をやっている将来なんて、中学時代には思いもつかない。人生は本当に、不思議なものだ。

大学進学を導いてくれたふたりの師

中学時代にバレーボールを始める前後には、生物部にも入っていた。やはり根っからのサイエンス少年だったようだ。

顧問の先生が愉快な人だった。生物部の活動といえば普通、生体解剖とか、図鑑を参考にした実験ばかりやっているイメージだが、僕たちの先生は、ほとんどフィールドワークが中心だった。

僕たちの学校は、筑波大学の付属中で、校舎は筑波大の農学部に隣接していた。筑波大の農学部は林業研究のための演習林を長野の八ヶ岳山麓に持っていた。

生物部は、特別に研修林を貸してもらうことができた。先生に連れられて、鬱蒼(うっそう)とした森林に分け入り、草木を触りながら植生の勉強をした。

少し高い山へ登るトレッキングも楽しかった。落葉樹が針葉樹へ、そして岩場に変化していく生態系を、足を使って学んだ。

八ヶ岳に登ったときは、先生の指導のもとで、イワナ釣りをした。

この先生が元来の釣り好きで、一番人気の活動がフィッシングだったのだ。

生物部も、本当に楽しかった。ここで過ごした経験も、研究者を目指した理由のひとつになっているかもしれない。

文化祭で、生物部は自由研究の展示物をまとめることになった。取材のため、僕たち部員は顧問の先生の紹介で、三菱化学生命科学研究所に伺った。

そのときお相手をしてくださったのが、研究室長の中村桂子（なかむらけいこ）先生だった。優しくて美人で、お話も面白くて、魅力的な先生だった。

後に中村先生は大学教授、大手企業の顧問などとして活躍され、著書も多数発表された。やがて女性の生命科学研究者のパイオニアとして一般にも知られる有名人となられた。

知的で聡明（そうめい）な中村先生との出会いも、研究者になりたい意欲を高める要因だった。

進学先に決めていた大学は、最初から東大だった。伯父が東大の理学部出身で、中村先生も同じく理学部の卒業生だった。

伯父は僕に、「研究者をもし極めたいなら、その分野の大ボスのいる大学へ行かないとダメだ」と言っていた。その当時の僕にはよくわからなかったが、研究者の世界でも学閥が大きいということを教えたかったのかもしれない。

東大以外の大学に行くつもりは、あまりなかった。こんなことをいうと怒られるかもしれないが、東京にある国立の総合大学は東大だけなのだ。そういう意味では地元の国立の総合大学を第1志望にする場合は東京では東大になってしまうのだ。幸いにも高校までの成績では東大は合格圏内だった。

1982年、僕は東大に入学した。

研究者の基礎を学ぶ大学生活が、いよいよ始まった。

医者になりたかった本心に気づく

僕が入学したのは、薬学部だった。本当なら理学部でもよかったのだが、伯父に「薬学部教授の水野傳一（みずのでんいち）先生のもとで学びなさい」と勧められていた。水野先生は薬学博士。マンチェスター大学細菌学教室への留学経験があり、国立予防衛生研究所所長などを務められた。生物科学研究の分野では、国内外に強い影響力を持つ人だとのことで、学会への発言力が強いという。将来を見すえた場合、薬学部を選択するのが合理的だと、伯父に教わった。

伯父は、がんセンター病院で活躍していた腕利きの研究者だった。しかし本心では、学者として東大に残れなかった悔しさも、抱えていたのだと思う。東大内で研究者の道を進んだとき、甥（おい）の僕には政治的に少しでも有利になるよう、アドバイスしてくれたのだ。

僕が薬学部を選んだのは、医者ではなく、将来的に生命科学の研究のプロになるためだった。当時としては、合理的な判断だったと思う。

新幹線のアナウンスで医者への転身を決意

大学では、薬学部に行って分子生物学を学ぶつもりだった。子どもの頃から「人を相手にする仕事がしたい」と思っていた。それが医師になりたいと思った理由のひとつだ。医師ではなくても医療に関係のあるこの研究分野であればよいのではないかと思っていた。しかし薬学部の実習が進んでいくと、研究者の仕事はあまり人と関わる仕事ではないことに気づいてきた。

研究の過程で他のチームメンバーと話し合うことはあるけれど、研究者の仕事はかなり孤独である。直接仕事で相手をするのは人間ではなくＤＮＡ、つまり「物」である。分子生物学に限った話ではない。自然科学の研究の世界は似たりよったりで、人を相手にするのではなく、動物や物体を相手にする仕事なのだ。僕の性分には、どうも合っていなかった。

大学の１、２年生の講義は、医学部に進む学生と一緒だった。医者を目指して勉強している人たちを見て、「そういえば僕も医者になりたかった」という本心を、少しずつ取り戻していった。

あるとき、新幹線に乗って移動中のことだ。

座席で寛いでいると、車内アナウンスが流れた。

「〇両目に急病の方がいます。お客さまのなかに、お医者さまは、いらっしゃいませんか？」

という。そのとき、パッと動き出せない自分が、ひどく悔しかった。

病気で助けてほしい人がいたら、すぐ助けに行く。僕はそういう仕事をやりたかったんじゃないのか？　自分の声が、心に刺さった。

あのアナウンスは、決定的なきっかけだった。答えは、もう決まっていた。

研究の仕事も魅力的ではある。しかし作業のほとんどは単独で行う。95％は他人と関わらず、孤独に過ごす時間が求められる世界だ。

僕はやはり、患者さんの手を取り、顔を見て話をする仕事がしたい。

分子生物学の勉強を途中で辞めるのは後ろめたかった。けれど、気持ちは切り替わった。薬学部から、医学部への転身を決めたのだ。

留年中に東大の外でフランス語を学んだ

薬学部の単位を履修しながら、医学部へ入り直す。再び受験生活を過ごすことになった。門戸は広くはないが、諦めるつもりはなかった。

東大では、1、2年生の間の成績上位者には、医学部へ進学が認められる制度があった。おおよそトップの10人ぐらい。僕は学部内では上位の成績だったけど、残念ながら上位10人には、ほんの少し届かなかった。1度目のチャンスでは落ちてしまい、留年をしてもう一度トライすることにした。成績上位者といってもあくまで医学部を希望する人の中での成績上位者なので年によって最低ラインが変わるからだ。

一年留年する間に新しく単位をとって平均点をあげることもできるが、実際には平均点をあげるのは簡単ではなく、逆に大きな失敗をして平均点を下げてしまう可能性の方が高かったため、大学の単位はほとんど取ることはなく1年間時間が空いたので、語学の勉強を始めた。なぜかフランス語を学びたくなり、アテネ・フランセに通った。

フランス語を勉強する一方、教室では仏文学にやたら詳しい人や、フランスで料理人を目指している人など、面白い人にたくさん出会えた。東大生とは、また違うタイプの若者たちと交流できたのは、留年中のいい経験だった。

結局、2年目もトップの10人に入ることは叶(かな)わず薬学部に2年間、通うことになった。その時点で医師になることを諦めることもできたのだが、医学部への気持ちは逆にどんどん強くなっていった。東大の薬学部を卒業してすぐに医学部を一般の受験で受けることもできたが、大阪大学の医学部には学士入学という制度があってそこならば3年生に編入できる。

というわけで阪大の学士入学の試験を目指すことにした。薬学部の卒業研究と学士入学の受験勉強を両立させるのは結構大変だったが、薬学部の先生も僕の目標を理解して協力してくれた。そして学士入学試験に合格して、卒業後、関西へ移ることが決まった。東大薬学部を卒業して、晴れて、念願だった医学生生活を、大阪でスタートさせた。

大変な仕事だからこそやりがいがある

子どもの頃に、僕は父親から教えられた。

世のなかには3つ、守秘義務の課せられている仕事がある。神父、弁護士、そして医者だと。なぜ？　と聞くと、

「3つとも、人間に深く関わるからだ」

と答えられた。僕が成人してからも、ずっと覚えている話だ。

３つとも、相手の情報を他言したり、相手の同意なく他者と共有することは禁じられている。日本ではこれは刑法上にも定められた義務である。

例えば神父は、告解（懺悔）に訪れた誰かが「殺人を犯しました」と明かしても、通報する義務はない。その本人がもし捕まって裁判に掛けられても、「殺人したと自白しました」と証言に応じる責任は、ないのだ。

もちろん、弁護士も医師も依頼人や患者の情報を他言することは許されない。だからこそ、人間の一番深い本質に迫ることができる。「人とふれ合う」究極の仕事だと思う。

その重責に耐えられない人もいるかもしれない。しかし僕は、「人間に深く関わる仕事」だと聞いたとき、逆にそこにやりがいを感じた。

医者という仕事は、僕の天職だと思う。

「物」を観察することでは得られない直接人と関わる医師という仕事の魅力。大学の研究者時代に、あらためて確認した。

人と関わることの大変さと責任を背負って、患者と共に病と闘うのが、僕の生き方なのではないかと思ったのだ。

解剖実習は医師になるまでの重要なステップ

阪大では粛々と、医学の勉強を積んでいった。東大を経てきた経歴は、ここではあまり役に立たない。学士入学といえどスタートは、年の若い学生たちと、同じなのだ。毎日、懸命に課題と実習に励んだ。

解剖実習に進んだとき、ようやくここまで来られたという感慨があった。医者を志す者は誰しも、初めてご遺体にメスを入れる解剖実習は、医師になれるかどうかの資質が問われる関門だろう。実際、ここで適性が合わず、医者の道を諦める学生もいると聞く。

僕の場合は、まずホルマリンの匂いがきつかった。献体されたご遺体は特殊な方法でホルマリンに浸した状態で、実習に使わせていただく。肌触りもサイズも、実際の手術で接する人の身体とは、だいぶ違うものだ。

学生たちはご遺体に、深く手を合わせて、メスを入れさせてもらう。阪大では当時はグループで2体のご遺体を解剖することになっていた。4人のグループで2人ずつに分かれて1体目は2人が上半身、他の2人が下半身。そして2体目で交代する。僕が使わせてもらったご遺体の中には手術の痕のあるものもあった。

解剖実習では内臓だけを見るのではない。実際は、筋肉や全身の神経の方が構造は複雑で、調べる数も多い。内臓よりもこれらの組織を調べる方が、実習にかける時間は長かった。

阪大の医学部の解剖実習は、本校舎から離れた建物で行われていた。ひとクラス100人で、20数体の検体が、解剖教室に安置されている。

解剖は、パートナーの学生と一緒に作業していくが、全員が同じペースで進むわけではない。あるとき僕とパートナーの組だけが、たまたま教室に居残りになって、先生も退室してしまった。

最後に教室を出るのに、電気を消すのだが、真っ暗ななかに20数体の動かない検体が、ぼんやり浮かんで見えるのは、ちょっと怖い。まだ青い、医学生の時代の物語である。

学生時代はすべてアルバイトで生活費も学費もまかなうという苦学生だった。それでもいろいろな人に助けられて、それなりに遊びもできて楽しい学生時代を過ごすことができた。

そして、医師国家試験に合格した。その後、1991年から、阪大病院で1年研修をしてから兵庫県の市立伊丹(いたみ)病院で研修医となり、本格的に医者を目指す人生のスタートを切った。

研修医時代にアメリカの医師ライセンスを目指す

研修医として勤め始めた頃には、すでに「外に出たい」気持ちが高まっていた。病院勤務が嫌なのではない。日本ではなく、海外に出たかった。

高校時代から、おぼろげではあるが、海外で仕事をしたいという気持ちはあった。その後大学に入ってからも、先に述べたようにフランス語を学んだり、大阪でもＮＯＶＡの講師のアメリカ人と友だちになってみたりなどしているうちにその気持ちは強くなっていった。

海外で成功するというより、日本語圏の外に飛び出ていくのが、僕の性格に合っていると感じていたのもあったのかもしれない。

阪大に学士入学することになって、東京から大阪へ拠点を移すのは東京生まれで東京育ちの僕には少し抵抗があった。

こんなことを言うと大阪の人には怒られてしまうが、東京生まれの人間が大阪に行くことは「都落ち」と言う人もいて、何か引っかかるものがあったのだ。そんなことを多少なりとも思っていたときに、ある先輩に言われた。先輩は親指と人差し指で１センチぐらいの間隙を作って、

「アメリカから見たら、大阪と東京の差なんて、これっぽっちしか違わないんだぞ」と言った。その通りだった。

アメリカは大きな国で都市ごとに時差があることもあるし、移動はかなり長時間の作業だ。

しかし日本からアメリカに行くとしたら、東京から行こうと大阪から行こうと、ほとんど関係ない。

アメリカに行くんだったら、日本のどこで医者になろうと、同じだ。

そうか、僕はアメリカに行けばいいんだ。

海を越える距離のスケール感を頭に描いたとき、迷いが消えた。

大阪から、さらに外へ出たい、アメリカに行きたいと、強く思ったのだ。

日本の医者は、アメリカの医大の研究室では、大いに歓迎されていた。それは研究能力が高いということに加えて、安く雇える、お手軽な人材だと思われていたからだ。しかも大概は2年間の留学期間を終えたら日本に帰国するので、就職を世話する面倒がない。アメリカの医大としては都合のいい「臨時スタッフ」だ。実際、日本から留学した医者は2年間、リゾート気分でアメリカ暮らしの思い出をつくるだけで、あっさり帰ってくる人が多かった。

僕は、それでは嫌だった。行くからには、アメリカでも研究ではなく一人前の医者の仕事がしたかった。

気持ちを示すため、そして自ら気合いを入れるためにも、僕は日本でアメリカの医師ライセンスを取得すると決めた。

アメリカのライセンスを取ったからといって臨床留学ができるという保証はない。ただ、ライセンスを取っておきさえすれば、機会が巡ってくるかもしれない。そう考えていたのだ。

やるかやらないか、迷ったときは、やるという選択を、必ず取る。「ＮＯ」と言わない僕の生き方の基本は、すでに研修医時代から固まっていた。

運転免許失効がきっかけでライセンス試験に合格

伊丹病院で研修医として働くかたわら、英語も猛勉強した。そして研修医２年目に、アメリカの医師ライセンス試験に合格できた。

試験の内容は日本の医師国家試験と、ほとんど変わらない。ハードルは、全問を英語で回答できるかどうかだ。

本編でも述べたことだが、僕の合格した秘訣（ひけつ）は、運転免許の失効だ。

研修医の1年目に更新を忘れてうっかり運転免許を失効してしまい、教習所通いをしなければならなくなった。普段の仕事に加えて、免許の講習まで加わった。本当に忙しくて、家に帰る時間がまったくなく、病院の医局に寝泊まりしていた。

夜間はすることがない。近所に遊びに行ける店など誘惑も、まったくない。夜中は存分に、英語の試験勉強に集中できた。

免許の失効がなければ、そこまで詰めて勉強はできなかっただろう。自分のうっかりのお陰で、アメリカの医者の資格を獲得できた。「Everything happens for a reason（起こること全てに理由がある）」。これはアメリカでよく言われる言葉だ。免許の失効のうっかりミスにもちゃんとした意味があったのかもしれない。

ライセンス取得は、簡単ではなかったけれど、2回試験を受けて合格した。

留学先など、何も決めていなかったのに、ひょんなご縁を得て、マイアミから留学の声がかかった。

1995年、マイアミ大学の医学部にクリニカル・フェローとして、勤めることになった。本当の意味で、僕個人の力が試されるチャレンジだった。

アメリカに来て「役立たず」では終われない

本編にも書いたように、渡米してから苦労したのは、まず英語だ。病院のなかで、患者さんと接する最前線では、僕の身につけた程度の英語力では、まったく太刀打ちできなかった。

そのうち「加藤はダメだ」「使い物にならない」と指導医から言われて、クビになる寸前だった。

日本にいれば、そこそこ英語の得意な医者として、偉そうにしていたかもしれない。しかし実際は、アメリカ人と会話するどころか聞き取ることさえ覚束（おぼつか）ない、まるっきり「役立たず」のレベルだったのだ。

自分の能力の至らなさを、思い知ったという意味で、やはり「外に出た」のは間違いではなかった。

足りないところは、改善すればいい。僕は渡米してから、英語と格闘しながら、人よりも時間をかけて仕事を覚えていった。

きっかけはやってきた。なんとかクビになるのを免れた後、ある夜の手術で力を見せることができたことがきっかけに状況が大きく変わった。

本編に書いた通りだ。

「ニューヨーク・タイムズ」の一面記事に取り上げられる

僕が初めて「ニューヨーク・タイムズ」の一面記事に取り上げられたのは、２００９年だ。その後も「ニューヨーク・タイムズ」には何回か取り上げられているのだが、一番大きな記事になったのはこの時だ。

掲載されたのには、ちょっとした経緯がある。その記事が出る前に、僕はＮＨＫ『プロフェッショナル　仕事の流儀』の密着取材を受けていた。実はコロンビア大の広報部は、密着取材に対して、難色を示していた。僕や病院スタッフの仕事の邪魔になると思われたのだ。しかしＮＨＫ側が粘り強く交渉して、厳しい時間制限が決められ、取材はスタートした。

密着当時、ちょうど僕の手がけていた手術は30時間を超える、難手術だった。それが、うまく成功した。撮れた映像には、ＮＨＫのスタッフも大満足だった。放送後の反響も、大きかった。

反響を見て、コロンビア大の広報部の態度が変わった。「日本のＮＨＫだけでは面白くない。こっちのメディアに加藤を売りこもう」と、「ニューヨーク・タイムズ」に持ちこみ打診したらしいのだ。

そして「ニューヨーク・タイムズ」の記者が、僕に密着することになった。密着の取材時に手がけた手術が、偶然にもまた、30時間を超える難手術だった。タイムズ紙の記者も「すごい手術だ！」と満足したようで、それが一面記事で、掲載されることになったのだ。

反響は凄かった。僕への問い合わせはアメリカ内外から殺到した。

僕は、「ＴＩＭＥ」誌の選ぶ、２０１０年の１００人にノミネートされた。同時にノミネートされていた日本人は、ＴＯＹＯＴＡの豊田章男（とよだあきお）社長を含めた4人しかいなかった。結局、１００人には選ばれなかったので、あまり意味はないのだが、ちょっと誇らしいノミネートである。

マイアミ大には足掛け13年間勤め、僕は小児移植外科部長、外科の教授となった。

その間、阪大に戻って移植を手がけるなどもした。現在はコロンビア大学医学部外科学教授の任に就いている。同大附属のニューヨーク・プレスビテリアン病院の肝臓・小腸移植外科部長としても、医療現場に立ち、難病を抱えた患者さんたちに向き合う毎日だ。

コロンビア大で過ごした11年は、恵まれた環境だった。僕たち大学病院の医師は臨床だけでなく研究分野でも業績を残すことが求められる。マイアミ時代にも多数の臨床研究の論文を書いていたが、コロンビア大では、優秀なラボのパートナーたちと一緒に多数のトランスレーショナル研究にも取り組むことができた。トランスレーショナル研究というのは臨床と基礎の間をつなぐ研究で、臨床から出た疑問をラボで検証したり、逆にラボで得られた知見を臨床に応用するというもので、優秀なラボと活発な臨床業績があることが前提となる。コロンビア大学には理想的な環境があった。

移植医療の医師としてだけではなく、研究者の実績をしっかり積めたのは、ラボのパートナーたちのお陰だ。

臨床で働く医師ではごく限られた人だけに与えられる称号を得る

２０１８年、僕はコロンビア大学から tenure を授けられた。正式には tenured professor。もとはヨーロッパの大学の制度で、大学への貢献度が著しく高い教授に認められる、教授のひとつランクが上の称号だ。

tenure になれば基本的に、大学側は解雇できない。クビにならないために研究業績を上げ続けるという研究者としてのノルマから解放される。大学にとって生涯、価値を生み続けるだろうと判断された教授にだけ与えられる、とても名誉ある役職だ。

tenure になるためには申請期間が限られており、審査は非常に厳しい。しかも教授の在任中に一度しか申請できないのだ。アメリカの研究従事者にとってはハードルの高い役職だが、tenure になれば大学側から最低給料を一生、払い続けられる契約となる。雇用条件が不安定な大学研究者はみんな tenure を目指すが、選ばれるのは限られた人だけだ。僕のように臨床を主にしている人間ではほとんど得ることができないというのがこの tenure である。

僕の知っているなかに、日本人医師で tenure に選ばれた人は、あまりいない。アイビーリーグの大学では、さらに少ないと思う。

英語で会話するにも苦労していた駆け出しの頃から考えれば、信じられない話である。待遇面でも、名誉の面でも、僕はアメリカでは成功した部類の日本人医師ということになると思う。

「外に出る」チャレンジに、飛び出してよかったと、あらためて思っている。

ただ、僕は名誉や、安定した報酬が欲しくて、アメリカに来たわけではない。ずっと変わらず根本にあるのは、日本にとどまらずに世界に出て仕事をしたいという気持ちだ。

アメリカと日本の医療の違いは何かという質問をよく受けるが、圧倒的に違うのは多様性という点である。日本は人種も体型も比較的均一で、病気もかなり一定のものに偏っている。最近では食生活や生活様式の変化で日本の病気もだいぶ欧米型に近づいたが、それでもまだまだ均一であるといえる。医師の国家試験の勉強ではありとあらゆる病気を勉強して覚えさせられるのだが、日本だけで医療に携わっていると、ほとんどの珍しい病気は一生出会うことがない。アメリカはその点、まったく違う。ありとあらゆる国や人種の人たちが世界から集まるアメリカには、ありとあらゆる種類の病気がある。また、体型もまちまちでそれに対応して手術をするのは決して容易ではない。

ただそんな中で、日本でも必要な患者さんがたくさんいるのに、日本で極端に少ない数しか行われていないのが移植医療だ。

移植医療をどうすれば日本でも広めることができるのか。今までもメディア等で発言して発信を続けてきたつもりだが、移植医療が浸透するにはまだまだ時間がかかるのかもしれない。

ディスカッションで磨かれたビジネス英語の間合い

2013年と2017年に、コロンビア大学で二つの修士号を取得した。

一つ目は国際関係公共政策学部（SIPA）で公共政策学の修士である。これは週末だけの講義に参加して取れる、働いている人のためのコースである。SIPAはもともと国連のための人材を養成するためにコロンビア大学が立ち上げた学部で、今では国連や政府や公共性のある機関で働くことを目指す人が主に通う学部である。

僕自身は政治家や国連職員を目指しているわけではないが、リーダーシップや公共政策立案に医師として関わるということには興味があり勉強をしてみたかったのだ。僕がとった公共政策学の修士課程で徹底的に学ばされるのがミクロおよびマクロ経済学である。そして統計学、リーダーシップ。すべてが新鮮で面白かった。また、そこに通っているクラスメートとの交流も、この歳になって学生気分を味わうという意味では新鮮だった。

公共政策学の修士をとって1年間は学校通いはやめていたが、少し物足りない気がして、またすぐにコロンビア大学のビジネススクールで経営学修士（MBA）を取得した。将来を見すえたとき、ビジネスの修士は自分を支えてくれる、新しい能力になると考えたのだ。

これも週末だけで取れるコースだが、授業時間やその厳しさはSIPAよりもだいぶ上で、かなり大変だった。ビジネススクールで学ぶのは経営学である。リーダーシップの授業はSIPAのものとはまったく違ってどこか自己啓発セミナーのような部分もあるのだが、それがまた新鮮で面白かった。

会計学やファイナンスといったビジネスの基礎になる勉強や経営戦略やマーケティングといったまさに実践的な授業もとてもおもしろかった。

手術の実績でも、研究実績でもかなりの業績を挙げてきたけれど、いつかは必ず衰えがくる。アメリカのアカデミアの世界で生き残るには、アメリカで高等教育を受けていないことがハンディキャップになる。そう思ったのである。

ビジネススクールを選んだ理由は、少し歳を重ねたとき、他人から求められる能力は、マネジメントだと考えたからだ。外科医の場合、現役プレーヤーでいられるのは年齢に限界があり、人を指導する知識を持っていなければ、ある年齢を超えてからはこの世界に留まるのは難しくなる。

それに僕は、コロンビア大の超エリートの医師たちのなかでは、異色の経歴だ。外国人であり、マイアミ大からのヘッドハンティングで移籍した。英語力も、ネイティブに比べれば、劣ってしまう。コロンビア大では、ほとんどの同僚とは仲良くやっているが、中には敵もいるだろう。

ＭＢＡの高等教育を50歳前後で修めたのは、エリートの層からいつか来るかもしれない「追い出し」に、対抗する策でもあった。

日本で日本の患者さんのために働きたいという気持ちも強く持っているのだが、まだまだ、僕はアメリカでやりたいことが残っている。

こんなに長時間手術をして、研究を進め、論文も書いているなか、マネジメントを勉強するなんて……周りの人間には、正気の沙汰じゃないと呆れられた。だけど、「いましかない」と思った。

「加藤に、ＭＢＡの資格は必要なのか？」とも言われた。

絶対に必要かどうかでいうと、そうではないだろう。医師としては十分すぎるほどのポジションを与えられ、アメリカの医学界でも名を知られ、ひとまず一生、食うには困らないと思う。

しかし、先にも述べたように、「やるかやらないか」の選択では、どんなに大変でも「やる」方に動くのが、僕なのだ。これもＮＯから始めない生き方なのかもしれない。

ビジネススクールは、さすがに大変だった。まず受験のために、数学の勉強と英語の勉強をしなければならなかった。ＳＩＰＡの公共政策学修士のコースでは資格試験は免除だったが、ビジネススクールにはその制度はなかった。何とか合格して、僕はまた週末学生の生活となった。

アメリカの大学では授業中にディスカッションをすることが求められる。ビジネススクールでは特に要求が高かった。自分の意見を言うこと、ディスカッションに積極的に参加することが常に求められるのだ。

僕は英語力の足りなさに、構っていられなかった。すすんで発言して、ディスカッションを戦わせた。英語のディスカッションで自分の主張を通すというのは正直、医療の現場でもあまり得意ではなかったけれど、ビジネススクールの授業で、だいぶ鍛え直された。

ディスカッションでの発言には間合いとタイミングが大切である。ちょっとズレたら、同じメッセージでも伝わったり、伝わらなかったりする。その間合いの感覚は、日本語のディスカッションでもあると思うが、英語でその感覚を覚えるのはなかなか難しい。「ここでは言った方がいいな」「いまは待って、あとで機会を見つけて言おう」という微妙な判断力は、ビジネススクールでのディスカッションで相当に磨かれた。これはビジネスの現場で、人をマネジメントする際、とても役立つ技術になったと思う。

スクールの最後の方は、研究の仕事も一時セーブして、勉強に時間を割いた。

そして一度も欠課はなく、上位5％の成績で表彰されて卒業して無事にコロンビア大のMBAを取得することができた。

ニューヨーカーのメンタリティー

他人から見れば、勉強と仕事に明け暮れた僕のこの数年は、過酷な年月だったかもしれないが、まるで苦ではなかった。

欲しいもの、やるべきことがあれば、何を引き換えにしても努力をし尽くす。それがアメリカ社会で生きていく人間の基本姿勢だ。

アメリカは、世界でも有数の移民社会だ。移民たちは、頑張らなければ這(は)い上がれない。ひたすら汗をかき、泥仕事をして、わずかの報酬を積み上げて、生きるしかない。泣き言など、言っていられないのだ。

僕も大学病院では、みんなの嫌がる仕事を率先して引き受け、信頼を獲得していった。地道に、頑張りきった人間には何らかのチャンスと幸運をくれる。それはアメリカ社会のフェアな本質だ。

ニューヨークの街に暮らしていると、よけいに思う。「やるかやらないか」では、「やる」人間しか、歓迎されないのだ。

ニューヨーカーのメンタリティは、よく"like it or leave it"と表現される。やって来た人たちは、この街を好きになるか、いなくなるか、どちらかだ。一から人を育てる、温かい気質の街ではない。役に立つ人だけが受け入れられ、チャンスをものにできる。いい人は旺盛に呼び寄せるけど、追い出すのも早いのだ。

地元のプロ野球チーム、ニューヨーク・ヤンキースに、よく表れている。他の球団で活躍した若いスターを引き抜いて、力の衰えた選手は功労者でも容赦なく放出する経営スタイルは、ニューヨークという土地柄を象徴しているようだ。

代わりば、いくらでもいる。そんな冷たさが、この街だ。のんびりリラックスして人生を過ごしたい人には、どちらかといえば住みづらい街かもしれないが、僕の気質には合っている気がする。

他の誰かにできないことをやってみせる人が、嫉妬されるより、きちんと評価される。そういう社会で生きていくことは、僕にはやりがいであふれているのだ。

日本の医療に貢献すること

アメリカに来た頃、2年で日本に戻るつもりだった。移植技術を持ち帰り、日本の大学病院に根を下ろす。それは当時の僕のリアルな将来だった。

しかし気づいたら、アメリカ暮らしはトータルで25年だ。日本での医者で過ごした年月よりも、はるかに長くなった。

たまにインタビューで「日本に帰られる予定はありますか？」と聞かれる。日本に帰るタイミングがなかったわけではないが、今その予定は特にない。

ただ、日本の人たちの助けになることをしたい、という気持ちは常に持ち続けている。何かしらの形で日本の医療に貢献することも、今後僕のやりたいことのひとつだ。そのために何ができるのか、考えていきたい。

医療の世界はグローバルではない。製薬会社はグローバル企業だが、医療従事者がグローバルに仕事をするのはきわめて難しい。僕がやっている医療ボランティアのようなことはあっても、医療先進国間で医療従事者が移動するには大きな障壁がある。また患者さんがグローバルに移動するのも難しい。

でもよく考えてみれば医師も患者も国境をこえて自由に移動することができれば、医療全体のレベルは上がる可能性が高い。自由とまではいかなくとも、ある程度自由に移動することができれば。

これはＳＩＰＡとビジネススクールで勉強する間に一貫して考えていたことである。そのために何をすればいいのか。僕の次の課題だ。

「本物」であることを問われる時代

ビジネススクールで、Authenticityということをテーマにした授業があった。日本語で言えば「本物であること」という意味だ。

これからのビジネス社会では、人脈や投資のセンスだけではなく、Authenticityを持つことが、大切だと思う。

それはつまり自分自身が、本物であること。かつ本物か、本物でないかを見きわめる、眼力を持つことだ。

いまの時代はSNSで、あっという間に情報が拡散される。発信する側にとっては便利な環境だが、そこにある情報から色々な人に、見測られているということも忘れてはならない。

偽物は、すぐに見抜かれる。

そのような時代に求められるのはAuthenticityを持つ人間だ。

「本物」であり続けるということを、怠ってはならない。

逆に言えば社会は「本物」以外を、淘汰(とうた)しはじめているのかもしれない。

Authenticityは社会で認められるための重要なキーとなった。それを自覚する必要があるということを学んだ。

僕は本業以外に音楽で英語を学ぶという趣旨のラジオ番組（「イングリッシュ・ジュークボックス」ＴＯＫＹＯ ＦＭ）や漫画で英語の表現を学んでいく週刊誌の連載（「人生で必要な英語は全て病院で学んだ」週刊新潮）もしている。Authenticity という面でいうと本業と違うことをするのはあまりよくないのかもしれない。

ただこれには、別の理由がある。アメリカに初めてきた時にはとにかく英語で苦労した。そんな僕も今では堂々とハイレベルの議論が英語でできるようになった。

英語なんて内容が伝わればそれでいいんだ。と思われる人も多いかもしれない。でも、相手の心に響く英語ができるようになることは、国際社会の中で信頼を得るためには必須である。これからは翻訳機の時代だから英語なんか勉強する必要はないと思うかもしれない。でも翻訳機で会話する人間と信頼関係を築くのは難しい。英語はアメリカ人と会話するための手段ではない。国際語である英語を使いこなせるようになることはまだまだ大切だと思う。

そんなわけで、この活動は今後も続けていくつもりである。

人と出会うことが、もっと大好きになった

医者の仕事は僕の中心だが、これからもさまざまな挑戦をしていくと思う。

ただ、あまり各方面に手を広げるとAuthenticityとはかけ離れていくので、気をつけなければいけないとも思っている。

でもひとつはっきりしているのは、僕は変化を止めない。

性格的に、走り出したら、止まれないところがある。

考えながら、走る。

僕は走りながら、新しい経験を積み重ね、自分にとってのAuthenticityを築いていくのかもしれない。

ラジオのパーソナリティーも気づけば7年目に入った。ここまでくれば本物の域に近づいているのかもしれない。

周囲の人には、疲れませんか？　と言われるが、大丈夫だ。

僕は医者の仕事を通して、人と出会うことが、子どもの頃よりもっと、大好きになった。新しい世界に入っていく時、そこでの出会いは刺激的だ。

やっぱり、何の挑戦をしていても、人と関わり合いたいと強く思う。

初めての長期入院で出会った、ませた男の子。アテネ・フランセのフランス好きの仲間たち。大阪の友だちに、マイアミの陽気な同僚たち。そして世界中からきた僕の患者のみんな。多様な文化の人たちとつながり、一緒に泣いたり笑ったりすることが、人生で最も楽しいと感じる。もし日本を出ることなく、日本のアカデミアのコミュニティにしがみついていたら、ここまでおもしろい出会いはなかったのではないかと思う。

振り返れば、映画づくりや演劇に熱中した学生時代、研究者から医者への転身など、根底にあるのは、人との触れあいだ。

自分のなかで完結するのではなく、他人と一緒に何かをするのが、僕の欲求の根幹なのかもしれない。

人が、いちばん面白い。常にそう思っている。

これからも、ひとつひとつの出会いを大切に、人と関わり、生きていきたい。

文庫版あとがき

『「NO」から始めない生き方』を上梓（じょうし）してから9年がたった。その後も僕はニューヨークのコロンビア大学で外科医をやっている。この本にはあまり書いていないが、僕の主な仕事は肝臓移植である。本書にも書いたが研修医を日本で始めたころ、実にたくさん盲腸（虫垂炎）の手術をさせてもらった。盲腸の手術はよくある手術なので、そのころの僕はそれが一生の中でもっともたくさんする手術になるだろうと思っていた。しかし今になってみると僕が外科医の人生の中で一番たくさんした手術は肝臓移植である。盲腸よりもはるかに多い数になった。兵庫県伊丹（いたみ）市の病院で研修医をしていたあのころ、ニューヨークで外科医として活躍しているという今の僕の人生は全く想像のできるものではなかった。人生何が起こるかわからないものである。

文庫版増補章のインタビューの中でも述べさせてもらったが、この本の単行本を世に出した後でビジネススクールに通ったりと新しいことにも取り組んだ。今後は病院や医学部の管理指導的な立場での仕事をすることも増えてくると思う。ある意味で自分がやってきた外科医人生の集大成。次の10年がどうなっているのかも楽しみである。また本書にも書いたように僕自身英語ですごく苦労したので英語教育にも興味ができてその仕事もしている。それも10年後には実を結んでいるといいなとも思う。

新型コロナウイルスの重症感染を経験していろいろと意識が変わった。アップルの創始者スティーブ・ジョブズがスタンフォード大学の卒業式で行った祝辞のスピーチを皆さんはご存知だろうか。このスピーチは彼が膵臓腫瘍の手術を受けた後のものだ。たくさん良い話が詰まっていて僕の大好きなスピーチのひとつである。その中で彼はこう言っている。

それは、「17歳の頃から朝起きて鏡を見て自分に問いかけてみる習慣がある。今日がもし人生の最後の日であるとしたら、今日これからすることを自分はやりたいと思うか。もしその答えが何日も続けてノーならば仕事を変えた方が良い」と。

この言葉は前から知っていたが、今回の重症感染で生死の境をさまよってから、より一層、身にしみてその意味が理解できる。人生何が起こるかわからない。先ほどと別の意味で人生は突然途絶えてしまうことだってある。

そんな中で一つはっきりしていることがある。人生の最後の日でも手術であるならば、僕はする。「ドクターX」の大門未知子ばりに（僕がヘザーに行った手術は「ドクター

X」の第2シーズンの最終回で使われた）「趣味手術、特技手術」とは言わないものの、とにかく手術が好きなのである。

2022年1月

加藤友朗

本書は、二〇一三年一月、ホーム社より刊行されました。
文庫化にあたり、「文庫版増補章」インタビュー二編を加えました。

本文に出てくるウェブサイト等の情報は二〇二一年十二月現在のものです。

初出　「青春と読書」二〇〇九年一月号～二〇一一年二月号

集英社文庫

「NO」から始めない生き方　先端医療で働く外科医の発想

2022年1月25日　第1刷　　定価はカバーに表示してあります。

著　者　加藤友朗

発行者　徳永　真

発行所　株式会社　集英社
東京都千代田区一ツ橋2-5-10　〒101-8050
電話　【編集部】03-3230-6095
【読者係】03-3230-6080
【販売部】03-3230-6393（書店専用）

印　刷　図書印刷株式会社

製　本　図書印刷株式会社

フォーマットデザイン　アリヤマデザインストア　　マークデザイン　居山浩二

ISBN978-4-08-744346-2 C0195